VALEUR ET INDICATIONS

DE

L'INCISION VAGINALE

APPLIQUÉE A L'ABLATION DE

CERTAINES PETITES TUMEURS DE L'OVAIRE ET DE LA TROMPE

PAR

Le Docteur Armand BONNECAZE

Ancien externe des Hôpitaux
Médaille de bronze

———

PARIS

G. STEINHEIL, ÉDITEUR

2, RUE CASIMIR-DELAVIGNE, 2

—

1889

VALEUR ET INDICATIONS

DE

L'INCISION VAGINALE

APPLIQUÉE A L'ABLATION DE

CERTAINES PETITES TUMEURS DE L'OVAIRE ET DE LA TROMPE

IMPRIMERIE LEMALE ET Cie, HAVRE

VALEUR ET INDICATIONS

DE

L'INCISION VAGINALE

APPLIQUÉE A L'ABLATION DE

CERTAINES PETITES TUMEURS DE L'OVAIRE ET DE LA TROMPE

PAR

Le Docteur Armand BONNECAZE

Ancien externe des Hôpitaux
Médaille de bronze

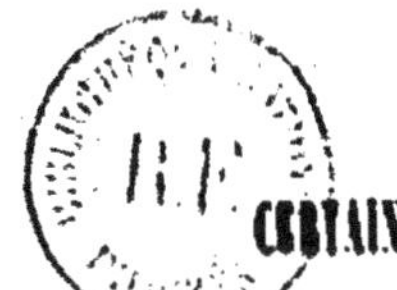

PARIS

G. STEINHEIL, ÉDITEUR

2, RUE CASIMIR-DELAVIGNE, 2

1889

VALEUR ET INDICATIONS

DE

L'INCISION VAGINALE

APPLIQUÉE A L'ABLATION DE

CERTAINES PETITES TUMEURS DE L'OVAIRE ET DE LA TROMPE

INTRODUCTION

Nous devons, au début de notre travail, en tracer nettement les limites et en définir le sens et la portée. Notre intention ne fut jamais, est-il besoin de le dire, d'établir un parallèle entre le mode opératoire qui fait l'objet de cette étude et l'ovariotomie pratiquée par la voie abdominale. Ce n'est pas au moment où cette dernière opération, grâce au degré de perfection où elle est arrivée, ne donne plus guère que des succès, qu'une pareille tentative pourrait se produire : se produisît-elle, elle ne pourrait et à bon droit que demeurer vaine. Il est évident, en effet, que dans l'immense majorité des cas, l'ovariotomie abdominale est la seule opération à qui l'on doive recourir. C'est l'opération de choix par excellence. Il serait oiseux d'en donner ici les règles et les indications. Nous renverrons sur ces points aux ouvrages classiques où ils sont traités.

Il ne s'agit donc pas, et nous ne saurions trop le répéter, de substituer la voie vaginale à la voie abdominale dans les opérations qu'on pratique sur l'ovaire kystique.

Les progrès que fait chaque jour la chirurgie gynécologique, rendent de plus en plus fréquentes les interventions sur les annexes. Jusqu'ici on a exclusivement recouru dans ces opérations à la laparotomie, comme dans le kyste de l'ovaire.

Or notre maître, M. Picqué, remplaçant M. Pozzi à l'hôpital Pascal-Lourcine, eut à traiter bon nombre d'affections des trompes et des ovaires. Il songea à la possibilité d'employer la voie vaginale, dans des cas très spéciaux, et imitant M. Bouilly qui, pour un prolapsus de l'ovaire avait précédemment pratiqué la castration par cette voie, il pratiqua trois fois par l'incision vaginale, l'ablation de petits ovaires kystiques et de trompes suppurées. Cette opération lui parut facile, exempte de dangers et présentant dans certains cas de grands avantages. A son instigation, nous avons fait quelques recherches sur ce sujet et c'est le résultat de notre travail que nous apportons ici.

Et d'abord nous avons cru pouvoir rejeter le nom d'ovariotomie vaginale sous lequel cette intervention est connue et décrite dans les auteurs. Cette appellation pourrait prêter à une équivoque qu'il est nécessaire d'éviter. Nous nous servirons de l'expression Incision vaginale, qu'emploie du reste l'auteur du plus récent mémoire sur ce sujet, à qui nous avons fait de larges emprunts, H. T. Byford.

Voici quel sera le plan de ce travail :

1° Nous tracerons brièvement l'historique des interventions par la voie vaginale.

2° Nous examinerons les objections nombreuses, parfois graves, que l'on a faites à l'incision vaginale appliquée à l'ablation des petits ovaires kystiques et des annexes. Nous nous efforcerons de les discuter et nous tâcherons de démontrer que l'on s'est trop hâté de les considérer comme irréfutables.

3° Nous poserons les indications, peu nombreuses à la vérité, où le chirurgien est en droit de recourir à la voie vaginale, et les contre-indications de cette opération.

4° Nous montrerons les avantages que présente la voie vaginale sur la voie abdominale quand elle est indiquée, en mettant absolument la malade à l'abri de toute hernie post-opératoire et de tous les inconvénients inhérents au port du bandage et à la cicatrice abdominale.

5° Nous examinerons enfin, les divers manuels opératoires mis en usage par les chirurgiens qui ont tenté cette opération. Il nous semble, ainsi qu'à Byford, que l'incertitude des règles à suivre n'a pas peu contribué à jeter le discrédit sur une opération excellente, mais injustement dédaignée. Nous opposerons le manuel opératoire français, employé d'abord par M. Bouilly, puis modifié et perfectionné par M. Picqué, au procédé américain, et nous serons heureux d'établir que si ce dernier présente autant de garanties de sécurité que le précédent, il est, et de beaucoup, moins facile et rend la tâche du chirurgien plus ardue.

Nous sommes heureux, au moment de terminer nos études médicales, de l'occasion qui s'offre à nous de remercier nos maîtres dans les hôpitaux.

Que M. le professeur Richet, que MM. F. Siredey, R. Moutard-Martin, G. Ballet, qui nous ont fait profiter de leur enseignement éclairé, reçoivent ici le témoignage de notre profonde gratitude.

M. Ribemont-Dessaigne nous a libéralement ouvert son service, nous l'en remercions vivement.

Que M. le professeur Hayem veuille bien accepter l'hommage de notre reconnaissance pour la bienveillance qu'il n'a cessé de nous témoigner.

Nous adressons à MM. Peyrot et Picqué, chirurgiens des hôpitaux, l'expression de toute notre gratitude pour les excellents conseils et l'appui bienveillant qu'ils nous ont donnés pendant le cours de nos études.

M. le professeur Trélat a bien voulu accepter la présidence de notre thèse, nous sentons vivement l'honneur qu'il nous a fait et nous l'en remercions respectueusement.

HISTORIQUE

L'histoire de l'ovariotomie vaginale, on nous permettra de nous servir de ce nom dans ce chapitre, est presque exclusivement américaine. Pratiquée surtout par les chirurgiens américains, elle ne l'a été pour ainsi dire qu'accidentellement en Angleterre, en Allemagne et en France, jusqu'en ces dernières années.

On s'accorde, et cela à juste titre, à reconnaître à Gaillard Thomas, la priorité qu'il revendique pour cette méthode opératoire, non qu'il fit la première ovariotomie vaginale, mais parce que le premier il en établit les règles d'une façon précise.

Avant de citer brièvement les noms des chirurgiens qui pratiquèrent cette opération et de donner la liste à peu près complète, d'après le mémoire de Byford, des observations de ce genre aujourd'hui connues, nous rappellerons en quelques lignes les étapes suivies par l'ovariotomie vaginale.

On peut diviser l'histoire de cette opération en trois phases. Dans une première on tenta de faire de la voie vaginale une rivale de la laparotomie alors à ses débuts. Les résultats peu brillants que donnait à cette époque, 1870, l'ovariotomie abdominale, l'application maladroite et insuffisante de l'antisepsie ne l'ayant pas encore placée au rang qu'elle occupe aujourd'hui, justifiaient cette tentative. C'est de cette époque qui va jusqu'en 1870, que datent les premières observations. Nous avons cru devoir les citer, non comme des exemples à suivre, mais plutôt pour montrer à quelles exagérations se livrèrent les premiers opérateurs.

Atlee, en 1859, avait bien ouvert une collection purulente située dans le cul-de-sac de Douglas, le diagnostic était incertain, et l'intervention plutôt symptomatique. Quelques jours plus tard, il agrandit son incision et détacha les adhérences avec ses doigts, portés aussi haut qu'il put atteindre. Il borna là son opération, laissant à la nature le soin de la terminer. Dix jours plus tard, ayant enfin reconnu la nature de la tumeur, un kyste dermoïde suppuré, il rompit les adhérences qui la fixaient et l'attira dans le vagin

Le 30 mars 1869, Robert Battey, de Georgia, enleva, par une incision pratiquée dans le cul-de-sac de Douglas, un kyste de l'ovaire de la grosseur d'une orange. L'opération fut très simple et il n'est pas douteux pour nous que ce fut cette facilité même de l'opération qui détermina ce chirurgien à pratiquer plus tard par la voie vaginale, l'ablation des ovaires sains, opération à laquelle il donna le nom d'ovariotomie normale.

Ce fut le 6 février 1870, que T. Gaillard Thomas, après avoir longuement mûri son manuel opératoire et répété huit fois sur le cadavre, l'opération qu'il avait résolu de tenter, enleva par le vagin un kyste de l'ovaire de petit volume. Cette opération dont il avait publié les résultats, fit concevoir à son auteur les plus belles espérances, qui ne se réalisèrent pas, pour lui du moins. Un insuccès qu'il eut plus tard la lui fit abandonner.

R. Davis, de Wilkesbarre, enleva le 29 mai 1872, par la voie vaginale, un kyste de l'ovaire pesant 9 livres. Il avait pratiqué dans le cul-de-sac postérieur une incision longue de 4 pouces. Les résultats furent excellents.

J.-T. Gilmore, de Mobile, avait eu connaissance de l'opération de Gaillard Thomas, il avait été frappé des avantages que présentait l'incision vaginale et la tenta à son tour. Il enleva de cette façon, le 6 septembre 1873, un kyste de l'ovaire de la grosseur d'une orange.

E. Clifton Wing, de Boston, pratiqua, le 10 février 1876, l'ablation par la voie vaginale d'une tumeur ovarique pédiculée. Malgré une très grave imprudence de la malade, l'opération réussit complètement.

Vers la même époque, Goodell enleva par la voie vaginale, un kyste de l'ovaire. Il publia au sujet de cette opération, pratiquée le 21 février 1876, un mémoire intéressant.

L'étude de ces observations mériterait de nous arrêter un instant, ne fût-ce que pour les contre-indications nombreuses qu'elles renferment à l'intervention par la voie vaginale. Nous ne saurions trop, par exemple, nous élever contre des tentatives du genre de celle de Davis, de Wilkesbarre, dont on pourra plus loin lire l'observation. Le kyste qu'il enleva remontait au-dessus de l'ombilic, et il fut obligé pour détruire les adhérences, d'introduire la main dans la cavité abdominale jusqu'au-dessus de l'ombilic. Malgré le succès qui couronna l'opération, on ne saurait trop vivement blâmer la hardiesse inconsidérée de l'opérateur.

On s'explique que des opérations de ce genre, moins heureuses dans leurs résultats, aient fait abandonner la voie vaginale par ceux-là même qui l'avaient les premiers employée, et qui s'en étaient faits les plus ardents défenseurs Gaillard Thomas et Battey, la délaissèrent pour l'ovariotomie abdominale.

C'est ici la seconde phase de l'histoire de l'ovariotomie vaginale, qui commence vers 1878. L'essor brillant pris par la laparotomie, malgré les attaques passionnées dont elle avait été l'objet à ses débuts, qui est arrivée de nos jours à un tel degré de perfection qu'elle s'est imposée à tous; les grandes facilités qu'elle offre au chirurgien, son innocuité presque absolue, l'ont fait préférer à juste titre à la voie vaginale.

La laparotomie n'en présente pas moins un certain nombre d'inconvénients, qui n'entrent pas en ligne de compte quand il s'agit de tumeurs volumineuses, mais que nous étudierons plus loin.

C'est ici que pourrait commencer la troisième phase de l'évolution subie par l'ovariotomie vaginale. Il a paru que, dans un petit nombre de cas, bien définis, l'incision vaginale pouvait présenter de grands avantages. Cette réaction en faveur de la voie vaginale, appliquée, nous le répétons, à un petit nombre d'affections, et selon les règles antiseptiques, est soutenue en Amérique par H.-T. Byford. M. Picqué, en France, se rallie à ce mouvement et les résultats obtenus par lui ne laissent pas que de l'encourager.

Quoi qu'il arrive plus tard de l'incision vaginale elle n'a été jusqu'ici que rarement pratiquée. Nous donnons à titre de document la nomenclature publiée par Byford dans l'*American Journal of Obstetrics*. D'après cet auteur, les observations d'ovariotomie vaginale américaines ne se montaient en 1888 qu'à 47, auxquelles il ajoute celle de J. Greig Smith en Angleterre, et celle publiée en France par M. Bouilly. Voici le dénombrement de ces cas et les résultats qu'ils fournissent; nous ferons remarquer qu'ils embrassent les trois périodes, en lesquelles nous avons divisé l'histoire de l'ovariotomie vaginale.

Batley, 15 observations. 3 morts.

Goodell, 5 observations. 1 mort,

Marion Sims, 4 observations. Pas de mort.

H.-T. Byford, 12 observations. Pas de mort.

On trouve un succès opératoire pour chacun des chirurgiens suivants : T.-G. Thomas, Trentholme, West, W.-H. Byford, Davis, Atlee, Howard, A. Kelley, J.-G. Smith et Bouilly.

Les docteurs Prince et H. Baker ont eu chacun un insuccès.

En Allemagne, A. Martin a pratiqué plusieurs fois l'incision vaginale, la plus grande partie de ses opérations a eu pour objet l'ablation d'ovaires kystiques, quelques-unes sont des cas d'ovariotomie normale.

A l'énumération de Byford et aux cas de Martin on peut joindre celui de M. Terrillon, mentionné dans le *Progrès médical*, et ceux de Braithwaite signalés dans la thèse de Vallin.

Nous-même nous apportons trois observations inédites que nous devons à la bienveillance de M. Picqué.

OBJECTIONS — DISCUSSION

Les chirurgiens repoussent, en grande majorité, la voie vaginale pour l'ablation des tumeurs ovariques quel que soit leur volume, et adoptent d'une façon exclusive la laparotomie. Les raisons qu'ils donnent de cette préférence ont une incontestable valeur, en vérité; mais elle nous paraît avoir été beaucoup exagérée dans les cas où on se trouve en présence d'une petite tumeur.

On reproche à l'incision vaginale :

1° D'être moins rapide et moins sûre que la laparotomie;

2° De présenter un champ opératoire trop restreint;

3° De susciter de grandes difficultés pour la ligature du pédicule;

4° De laisser le chirurgien à peu près impuissant contre les hémorrhagies qui peuvent se produire au cours de l'opération;

5° De rendre particulièrement difficile l'asepsie de la plaie.

Nous allons passer en revue chacune de ces objections et nous nous efforcerons de démontrer que la grande valeur qu'on leur attribue est plus apparente que réelle.

1° La laparotomie est plus rapide et plus sûre. — Il

n'entre pas dans le plan de ce travail de faire un parallèle entre la laparotomie et l'incision vaginale, nous nous sommes déjà défendu de toute prétention de ce genre. Il nous est difficile toutefois de répondre à cette objection sans comparer entre elles les deux opérations.

Nous spécifions donc que cette comparaison, nous ne l'établissons que pour les cas, où, les indications de l'incision vaginale étant posées, on hésiterait entre ces deux modes opératoires. Cela dit, on nous permettra d'affirmer que, lorsque l'incision vaginale est indiquée, elle égale en rapidité la laparotomie. Cette objection provient d'une confusion toujours faite et qui tend à assimiler les deux opérations l'une à l'autre dans tous les cas. Or, il n'en est rien, et si l'on se trouve en présence d'une tumeur petite, mobile, profondément située dans le petit bassin, rien ne sera plus simple que d'en faire l'ablation par l'incision vaginale. Ce mode d'intervention fait-il courir à la malade des dangers plus grands que la laparotomie? Pourquoi en serait-il ainsi? Il nous semble, au contraire, qu'elle offre plus de sécurité, les chances de léser quelque organe important, la vessie ou l'intestin par exemple, étant moins grandes. Et c'est même là un fait très important à signaler : le champ opératoire est absolument libre par la voie vaginale, rien ne vient l'obstruer et le chirurgien peut sans crainte pénétrer dans la cavité pelvienne. A part la procidence de deux brides épiploïques signalées dans deux observations, les opérateurs n'ont jamais eu sous les yeux que la tumeur dont ils pratiquaient l'ablation ; l'épiploon n'est pas un organe redoutable, la résection en est facile et dépourvue de dangers.

Comment détruire les adhérences ? Elles sont en général peu abondantes et peu résistantes dans le cas où l'incision vaginale est indiquée, le seraient-elles, il n'est pas beaucoup plus difficile que par la voie abdominale de les détruire et de libérer l'organe que l'on cherche, comme le montre l'observation XXIV. Mais ceci nous conduit à la seconde objection.

2° *Étroitesse du champ opératoire.* — Sur ce point, la laparotomie l'emporte et de beaucoup sur l'incision vaginale. Chercher à le nier serait nier l'évidence. Mais aussi bien s'agit-il d'établir non pas que le champ opératoire offert par l'incision vaginale est très vaste, mais qu'il est suffisant et ceci est moins difficile qu'on ne pourrait, tout d'abord, le supposer.

Le champ opératoire se compose de deux parties : le canal vaginal et l'aire de l'incision du cul-de-sac. Voyons par quelles manœuvres on obtient un espace suffisant pour permettre au chirurgien d'opérer librement.

On sait combien est grande, chez les femmes non vierges, l'élasticité des parois du vagin, et jusques à quel point elle peut être mise en jeu sans inconvénient. Cette élasticité augmente encore chez les femmes qui ont eu des enfants, et c'est généralement dans ces conditions qu'on opère. Il est facile d'autre part de diminuer la longueur du canal vaginal en abaissant l'utérus et par suite les culs-de-sac vaginaux. Cette dernière manœuv. a en outre l'avantage de faciliter la distension latérale des parois du vagin sous l'action des écarteurs. On obtient ainsi un champ opératoire vaginal dont la largeur n'a de limite que celle de la distension du canal lui-même, limitée à son tour par les ischions, et dont la profondeur est égale au plus à la longueur de l'utérus dont le col est attiré à la vulve, c'est-à-dire insignifiante, et qui permet facilement d'atteindre la cavité abdominale avec le doigt.

L'incision vaginale peut, elle aussi, acquérir des dimensions très suffisantes pour permettre un libre accès au chirurgien. Ceci est un point très important du manuel opératoire sur lequel nous nous réservons de revenir plus tard. Nous nous bornerons à dire que l'incision demi-circulaire, transversale, de tout le cul-de-sac de Douglas est assez large pour laisser passer non seulement deux doigts, mais la main presque tout entière. Il est facile dans ces conditions de se livrer à la recherche de la tumeur. En s'aidant du palper abdominal on parvient facilement à l'isoler et ceci fait de détacher les adhérences et d'obtenir une libération parfaite de l'organe malade.

3° *Ligature du pédicule.* — Cette objection est une des plus graves que puisse soulever la voie vaginale. Nous ne nierons pas les difficultés, qui sont loin d'être insurmontables du reste, que présente ce temps de l'opération. Il est arrivé parfois qu'il glissait entre les doigts, remontait dans la cavité abdominale et nécessitait, pour être saisi à nouveau, de pénibles recherches. On a fait porter dans certains cas la ligature un peu loin de l'utérus. Mais tous ces inconvénients peuvent être facilement évités en amenant le pédicule dans le vagin et en le fixant à l'aide d'une pince ; là on peut en toute liberté faire porter la ligature au point précis que l'on a choisi. Au premier abord, il paraîtrait que cette ligature du pédicule est rendue très difficile par la profondeur où on opère, nous venons de voir qu'il n'en est rien. Peut-être même serait-il facile de démontrer que, dans l'ovariotomie abdominale, telle qu'on la pratique aujourd'hui, c'est-à-dire en faisant à la paroi abdominale une incision de 6 ou 8 centimètres, le chirurgien voit moins clair dans son opération. Il ne faut pas oublier la situation profonde des organes malades cachés dans la cavité du petit bassin, d'autant plus cachés que leur volume est moins augmenté, et c'est là, comme nous le verrons plus loin, la première des indications. On peut également attirer le pédicule au dehors, à travers l'incision abdominale, dans la laparotomie, mais la partie qui s'offre alors à la vue est toujours, et la raison en est facile à comprendre, moins étendue que lorsqu'on opère par la voie vaginale. On nous objectera qu'il est facile d'agrandir l'incision abdominale et ceci est une règle formelle dans les gros kystes de l'ovaire et les pyo-salpingites volumineuses, alors que l'incision vaginale est forcément limitée.

Nous répondrons qu'une telle éventualité ne doit jamais se présenter si on en est resté dans les limites des indications de l'incision vaginale. Il nous parait, en somme, quelque paradoxale que cette proposition puisse paraître au premier abord, que la ligature est plus facile que dans la laparotomie, à moins de faire une incision abdominale très grande, ce qui expose les femmes à la hernie ventrale post-opératoire.

4° Hémorrhagies. — S'il était vrai que le chirurgien

qui opère par la voie vaginale, se trouve désarmé en face des hémorrhagies qui peuvent se produire au cours de l'opération, si même la fréquence de ces hémorrhagies était établie sur des faits certains, cette objection suffirait à faire rejeter complétement l'incision vaginale. Mais nous ne voyons nulle part signalée cette complication dans les observations que nous rapportons, tout au moins comme ayant donné lieu à des symptômes graves.

Les hémorrhagies peuvent provenir :

1° Des adhérences ;

2° Du pédicule ;

3° De l'incision.

Dans les fausses membranes de nouvelle formation, qui constituent les adhérences, les vaisseaux sont rares qui pourraient donner lieu à une hémorrhagie abondante. Le pédicule saisi avec une pince est lié avant d'être sectionné. Le cas de Clifton Wing nous montre d'ailleurs que la négligence de cette précaution n'entraîne avec elle aucune conséquence fâcheuse.

Les lèvres de l'incision pourraient seules donner quelquefois lieu à un écoulement de sang appréciable. On évite facilement cette hémorrhagie en suturant l'une à l'autre les lèvres des incisions vaginale et péritonéale.

Mais nous admettons qu'une hémorrhagie se produise, est-il plus difficile dans le vagin qu'ailleurs de mettre une pince sur un gros vaisseau qui saigne? Le tamponnement vaginal n'offre-t-il pas des ressources pour arrêter une hémorrhagie en nappe que nulle autre région ne pourrait offrir? Et si cette hémorrhagie se produisait dans la cavité même du petit bassin ne serait-il pas aisé d'imiter la conduite de M. Bouilly et de faire une injection d'eau chaude à 50°. Cette injection présenterait en outre l'avantage de nettoyer la plaie.

En somme, l'hémorrhagie est une complication rare de l'incision vaginale. On est toujours à même, en prenant quelques précautions, de l'empêcher de se produire, et de l'arrêter s'il y a lieu.

5° *Antisepsie.* — On a beaucoup reproché à la voie vaginale de ne se prêter que très imparfaitement à l'application des règles de la méthode antiseptique. Cette objection, contre laquelle Byford a protesté d'une manière particulière, ne supporte pas l'examen. Il serait étonnant qu'on pût soutenir une pareille proposition, aujourd'hui que la pratique obstétricale donne de si merveilleux résultats et que les opérations pratiquées sur le col de l'utérus, de jour en jour plus nombreuses, ne donnent que des succès.

Après l'opération la position déclive de l'incision est particulièrement avantageuse pour empêcher toute infection de se produire. Le lavage du petit bassin s'effectue d'une manière parfaite sans qu'il reste rien dans la cavité. Alors même qu'il y aurait production de pus et cette complication peut comme partout ailleurs se produire (obs. XXIV), quelle méthode opératoire offrirait à son écoulement une voie plus facile et à la désinfection un accès plus libre.

On redoute pour la cavité péritonéale, restée ouverte, le voisinage des sécrétions vaginales, mais les tampons de gaze iodoformée ne forment-ils pas un obstacle infranchissable à leur dissémination ? Leur seule présence au surplus ne suffit-elle pas pour les désinfecter. Ce n'est pas, croyons-nous, l'objection tirée de la difficulté d'asepsie de la plaie qui fera repousser l'incision vaginale.

INDICATIONS. — CONTRE-INDICATIONS

Nous répéterons, au commencement de ce chapitre, ce que déjà, à plusieurs reprises, nous avons eu l'occasion de poser en principe, à savoir que les cas où l'incision vaginale est formellement indiquée sont rares. C'est ainsi que Byford prend soin de faire remarquer que dans les quelques mois où il pratiqua douze fois l'ablation des ovaires et des annexes par la voie vaginale, il recourut dans quinze autres cas à la laparotomie, faisant abstraction bien entendu des faits où la tumeur avait acquis un volume tel qu'elle remontait dans l'abdomen. Il s'en faut pourtant que cette rareté soit extrême, et nous ne doutons pas que l'incision vaginale étant plus connue, elle ne devienne de moins en moins grande.

Nous nous trouvons maintenant aux prises avec les très grandes difficultés que présente l'établissement sur des bases précises des indications de l'intervention par la voie vaginale. De même que la même opération varie à l'infini selon les circonstances, de même les indications de l'incision vaginale se modifient d'après chaque cas particulier. L'examen clinique renseignera plus sûrement et plus complètement le chirurgien que nous ne saurions le faire, en posant des règles théoriques immuables qui pourraient se trouver en désaccord fréquent avec la pratique.

Nous nous bornerons donc à des indications générales, traçant à grands traits la ligne de démarcation qui sépare les affections justiciables exclusivement de la laparotomie de celles où on est en droit de recourir à l'incision vaginale. On comprendra qu'il ne saurait entrer dans notre plan de faire une étude complète de chacune de ces dernières affections, nous supposerons donc le diagnostic établi, quant à la nature de la maladie, et nous nous bornerons à indiquer dans quelles conditions doit se faire le choix entre l'un ou l'autre des deux modes opératoires en présence.

L'indication primordiale, à qui toutes les autres considérations doivent être sacrifiées, est la suivante : il faut que la tumeur soit dans le petit bassin, petite et mobile.

Nous excluons ainsi, tout d'abord les gros kystes de l'ovaire, qui sont devenus abdominaux, les salpingites qui ont atteint un gros volume et contracté de fortes adhérences, et la grosesse extra-utérine ; nous reviendrons du reste sur ce dernier point.

Il faut que la tumeur soit petite. Nous n'admettons pas qu'on puisse enlever par l'incision vaginale des tumeurs d'un volume plus considérable que celui d'un œuf ou d'une petite pomme. Les dimensions indiquées par Gaillard Thomas, une tête fœtale, et Byford une tête d'enfant, lorsqu'il n'y a pas d'adhérences toutefois, nous paraissent beaucoup trop exagérées.

La mobilité de la tumeur est aussi un facteur très important dans les indications opératoires, si elle est constatée, et elle doit toujours l'être, elle rassurera le chirurgien contre le danger de trouver des adhérences étendues et résistantes qui l'empêcheraient de mener à bien son opération. Elle affermira son diagnostic, rendant impossible toute confusion, par exemple avec une collection sanguine enkystée dans le cul-de-sac de Douglas.

A cette indication tirée de la mobilité de la tumeur se rattache celle tirée de la mobilité de l'utérus. L'utérus fixé par des adhérences, et immobilisé rend impossible l'incision vaginale par l'obstacle qu'il met au premier temps de l'opération. Cette cause purement mécanique amenant l'impossibilité d'amener le col de l'utérus à la vulve est renforcée par une autre considération. Il est évident que des adhérences assez fortes pour immobiliser complètement l'utérus n'ont pas dû rester localisées. Elles doivent s'étendre aux annexes et sont en tous cas symptomatiques d'une inflammation pelvienne chronique et rendent l'intervention par la voie vaginale impraticable.

Nous n'avons pas à donner ici les indications de la laparotomie, mais bien celles de l'incision vaginale. Nous ne retiendrons donc parmi toutes les affections chirurgicales des ovaires et des annexes que celles qui réunissent les trois conditions énoncées plus haut, soit :

1° Le prolapsus de l'ovaire ;

2° Les petits kystes de l'ovaire ;

3° Les salpingo-ovarites de petit volume.

Il nous semble possible d'ajouter à ces indications une intervention qui nous paraît plus facile par la voie vaginale, soit :

4° La castration, ou ovariotomie normale ou opération de Battey.

1° *Prolapsus de l'ovaire.* — Le prolapsus de l'ovaire est une affection peu connue généralement confondue avec l'ovarite simple. Elle a fait le sujet d'une thèse très remarquable inspirée par M. Bouilly, à laquelle nous renvoyons pour la partie symptomatique et étiologique. Nous n'en distrairons que ce qui a trait au traitement.

Les douleurs provoquées par ce déplacement de l'ovaire soit pendant la marche, soit même au repos, sont souvent très difficiles à calmer et le traitement présente souvent d'insurmontables difficultés. Lorsque la manœuvre de Campbell, les injections continues d'eau chaude, les pessaires, le tamponnement restent sans effet, alors on doit songer comme moyen suprême à l'ablation de l'organe déplacé. Goodell, Mundé, Byford, Smith, Olshausen, Lawson Tait la donnent comme un dernier moyen auquel on peut avoir recours.

Cette opération a été faite un certain nombre de fois et presque toujours par la voie abdominale. Il nous semble que, dans ces cas, l'incision vaginale serait et de beaucoup préférable. L'ovaire en effet, situé profondément dans le petit bassin, est facilement accessible dans le cul-de-sac de Douglas, dont il soulève la paroi. Cette affection porte pour ainsi dire avec elle son indication opératoire. Les deux seules observations françaises d'incision vaginale, jusques en ces derniers temps, celles de MM. Terrillon et Bouilly avaient trait à des opérations faites pour remédier à ces phénomènes douloureux consécutifs à un prolapsus de l'ovaire.

L'incision vaginale appliquée au traitement de cette affection ne manque pas au surplus de partisans. Certains chirurgiens même donnent de leur préférence de singulières raisons. Ainsi J. Greig Smith, dont nous rapportons l'observation, avait choisi la voie vaginale, parce qu'il craignait, tant les adhérences lui avaient paru fortes et la situation de l'ovaire profonde, qu'il lui fût impossible d'arriver à bout de ses opérations par la voie abdominale. Le D' Savage montre encore une confiauce plus entière, il s'exprime ainsi : « Dans aucuns des cas, où l'extirpation par la voie abdominale est impossible, on n'échouerait, j'en suis certain par la voie vaginale ». Le D' Braithwaite, de Leeds, a enlevé deux fois des ovaires prolabés, et il pense que la méthode vaginale d'oophorectomie est la meilleure et la plus simple. Dans une communication faite à l'Obstetrical Society de New-York, le D' Lusk cite une observation où il pratiqua la castration par la voie abdominale et il déclare que, s'il avait un autre cas semblable sous la main, il choisirait la voie vaginale dans le traitement du prolapsus de l'ovaire et, il n'est peut-être pas d'affection, étant donnée la situation de l'organe malade, où elle soit aussi parfaitement indiquée.

Nous rapportons plusieurs observations de ce genre, et leur lecture démontrera mieux que nous ne saurions le faire les avantages de la voie vaginale (obs. X, XIII, XIV, XVI, XVIII, XX, XXI).

2° Salpingo-ovarite. — L'étude des affections des trompes est entrée depuis quelque temps dans une phase nouvelle. Dès que l'on songea à appliquer les moyens chirurgicaux à leur traitement et qu'on pratiqua d'une

façon courante l'ablation des annexes, ce fut à la laparotomie qu'on eut recours. Sans entrer dans une discus-
sion doctrinale au sujet de savoir si l'on doit, pour une
simple salpingite catharrale, pratiquer la castration, et
sans cacher ce que cette manière de faire présente à nos
yeux de répréhensible; nous insisterons d'une façon particulière sur l'indication de l'incision vaginale pour l'ablation des salpingites suppurées. Nous rappellerons que ce
sont les trois observations de pyo-salpingo-ovarite de
M. Picqué qui sont le point de départ de notre modeste
travail.

Nous ne parlons pas, bien entendu, des pyo-salpingites volumineuses, fixées dans un lit de fortes adhérences, consécutives à de très anciennes affections des
trompes ou des ovaires, mais des salpingites de petit volume. Il nous semble que, lorsque l'épanchement purulent n'est que de quelques grammes, la trompe faible-
ment dilatée, l'ovaire pas plus gros qu'un œuf de poule,
l'incision vaginale offre d'incomparables avantages.

Une malade se plaint de douleurs vives dans une fosse
iliaque, ces douleurs ont apparu à la suite d'un accouchement ou d'une vieille affection utérine; les phénomènes
généraux ont pris une certaine gravité, tous les traitements médicaux ont échoué. Il faut alors intervenir chi-
rurgicalement. L'examen de la malade servira de base au
choix de l'une ou de l'autre des deux méthodes opératoires : la laparotomie ou l'incision vaginale. Le palper
bimanuel fournit de précieuses indications, si les deux
doigts introduits dans le vagin, sentent une petite tumeur, facilement perceptible, à contours nettement dé-

limités, si la main placée sur l'abdomen est forcée de déprimer fortement la paroi abdominale, si enfin, en combinant ces deux manœuvres on parvient à imprimer sans peine des mouvements à la tumeur, l'indication opératoire s'impose et c'est la voie vaginalequ'on choisira. Le petit volume de la tumeur, lui donnera un libre passage à travers l'incision péritonéo-vaginale et les adhérences, s'il y en a, seront peu nombreuses et lâches, faciles à détacher.

Outre les avantages généraux, qui feront l'objet d'un chapitre spécial, l'incision vaginale présente ici un avantage incontestable. Il s'agit de la facile désinfection de la plaie. On sait combien sont grandes les chances de propagation au voisinage d'un foyer purulent tel qu'une pyosalpingite. La situation déclive de la plaie, qui se prête si merveilleusement au drainage et à l'écoulement en dehors de la cavité péritonéale des liquides septiques, impose presque, si les conditions de volume et de mobilité sont remplies, le choix de l'incision vaginale. C'est là l'opinion d'Hegar et Kaltenbach, de laquelle on pourrait, nous semble-t-il, rapprocher celle de M. Terrillon. Cet éminent chirurgien, partisan convaincu et exclusif de la laparotomie, a récemment insisté dans une communication à l'Académie de médecine, sur la nécessité d'établir un drainage profond du péritoine dans les pyo-salpingites. Il n'est pas possible de trouver une opération qui, mieux que l'incision vaginale, se prête à cette importante indication, et c'est un point que M. Picqué a érigé en méthode générale pour tous les cas de ce genre.

Les observations que nous rapportons (IX, XI, XIII,

XV, XIX, XXII, XXIII, XXIV) peuvent être rappro-
chées avec fruit des statistiques fournies par la laparotomie. Dans toutes, nous voyons un succès opératoire im-
médiat complet sans accidents ultérieurs d'aucune sorte.
Nous ne comptons pas comme accident la légère complication signalée dans l'obs. XXIV, et qui fut plutôt produite par l'incertitude opératoire qu'inhérente à l'opération elle-même.

3° *Kystes de l'ovaire.* — Gaillard Thomas et Emmet
insistent beaucoup sur la nécessité d'opérer de bonne
heure les kystes de l'ovaire. Se fondant sur la tendance
continue à s'accroître de ces kystes, sans en présenter
aucune à rétrocéder, ces auteurs jugent inutile de laisser
les malades en proie à une affection gênante, souvent
douloureuse et présentant toujours de grands dangers.
Avec eux, Hart et Barbour, Goodell, H. Baker font
remarquer que les kystes de l'ovaire, lorsqu'ils sont encore petits, ont une tendance marquée à proéminer du
côté du vagin, dans le cul-de-sac de Douglas. Ils n'hé-
sitent pas dans ces cas à recommander l'incision vaginale, qui fait courir à l'opérée de moins grands dangers
qu'une large laparotomie rendue nécessaire par la suite.
Il est bon de faire remarquer que cette intervention
hâtive n'est recommandée par ces chirurgiens qu'à cause
de l'innocuité de l'incision vaginale. Il n'est pas nécessaire de faire des kystes dermoïdes un chapitre spécial.
Ils sont soumis aux indications opératoires qui régissent
les autres kystes de l'ovaire. Lorsqu'il s'agit de kystes
dermoïdes suppurés, les avantages signalés plus haut à

propos de la pyo-salpingite s'affirment ici à nouveau.

Quoi qu'il en soit, c'est uniquement sur le volume et le degré de mobilité que l'on doit se baser pour opérer, quelle que soit la nature de la tumeur. Il importe peu que ce diagnostic, si incertain presque toujours, soit fait, il suffit de se maintenir dans les indications générales.

4° *Castration. — Ovariotomie normale. —* Nous mentionnerons l'ovariotomie normale, ou opération de Battey, plutôt à titre historique, qu'à titre de recommandation pratique. Malgré l'engouement dont elle a été l'objet et l'abus qui en a été fait à l'étranger, cette opération, telle que l'entendait Battey, a été universellement repoussée en France. La théorie sur laquelle il s'appuyait n'est pas entièrement acceptée et on ne pratique pas l'ablation des ovaires uniquement pour remédier à des troubles nerveux. La seule indication qui subsiste de l'ovariotomie normale est tirée des hémorrhagies qui accompagnent la présence d'un corps fibreux dans l'utérus, et a pour but de provoquer une ménopause anticipée. Le seul énoncé de cette indication montre l'impossibilité dans ces cas d'avoir recours à l'incision vaginale. L'augmentation de volume parfois énorme de l'utérus rend son abaissement dans le vagin impraticable et par cela même le premier temps de l'opération. Ce que nous cherchons à démontrer c'est que dans l'ovariotomie normale, comme ailleurs, l'incision vaginale a fait ses preuves et qu'elle a donné des résultats opératoires très satisfaisants.

Cette opération qui est journellement pratiquée par

les vétérinaires sur les espèces animales, fut pratiquée pour la première fois chez la femme par Battey en 1872. Il eut d'abord recours à la voie vaginale et eut de forts beaux succès. Plus tard survint une série de revers qui lui fit préférer la voie abdominale. Mais, il ne faudrait pas tirer de cet abandon par son auteur de cette méthode opératoire un argument contre elle, car Battey lui-même avoue dans le *British medical Journal* que la fatalité qui s'est abattue sur ses opérations a épargné les autres opérateurs. Il cite une statistique comparative. Dans 51 cas, la laparotomie fut faite 31 fois et donna 12 morts, l'incision vaginale 20 fois avec 3 décès. Soit une proportion respective de 35 1/2 et de 15 0/0. Goodell préfère résolument l'incision vaginale et les quelques réserves qu'il fait ont rapport à l'étroitesse du champ opératoire et à la difficulté de détacher les adhérences, lorsque les ovaires ne sont pas complètement sains. Ces mêmes raisons sont également invoquées par Kœberlé contre l'incision vaginale, qui sans cela lui paraîtrait plus simple et plus facile. Nous avons vu tout ce que ces craintes avaient d'exagéré, nous y reviendrons du reste quand nous traiterons du manuel opératoire.

Contre-Indications. — Nous ne pouvons terminer ce chapitre sans dire quelques mots des contre-indications de l'incision vaginale. Il suffit pour qu'il y ait contre-indication que la tumeur soit d'un volume tel qu'elle empiète sur la cavité abdominale, ou bien même que cette tumeur, tout en restant pelvienne, paraisse adhérer fortement aux tissus environnants. Les exsudats consécutifs aux inflammations chroniques du petit bassin sont également une contre-indication formelle, en fixant l'utérus et en l'empêchant de descendre dans le vagin où on doit l'attirer pour opérer. Si donc il existe un empâtement diffus, non pas dans un cul-de-sac, mais s'étendant au pourtour de l'utérus, en un mot des symptômes de para-métrite ou de pelvi-péritonite ancienne, c'est la laparotomie qui demeure l'opération de choix.

Grossesse extra-utérine. — Elytrotomie. — Il nous faut signaler l'application de l'incision vaginale au traitement de la grossesse-extra-utérine. M. le professeur Pinard dans un article du *Dictionnaire encyclopédique* adopte ce mode d'intervention, mais quelque excellente que nous paraisse la voie vaginale, nous ne pouvons sur ce point partager sa manière de voir.

M. le professeur Pinard rapporte les deux faits de Gaillard Thomas et de O'Hara. Le premier ayant diagnostiqué une grossesse extra-utérine au cinquième mois pratiqua l'élytrotomie, nom sous lequel est désignée l'incision vaginale, à l'aide du thermo-cautère. Le placenta fut enlevé en partie. Une hémorrhagie abondante se déclara et malgré des accidents graves de septicémie, la femme se rétablit.

O'Hara pratiqua la même opération au quatrième mois d'une grossesse extra-utérine. Le placenta fut aussi incisé et une hémorrhagie grave se produisit également. La femme mourut de péritonite. Sans faire remarquer tout ce qu'a d'aléatoire le diagnostic de grossesse extra-utérine au troisième mois, nous n'admettons pas qu'il soit facile d'atteindre et surtout d'extraire la poche kystique par le vagin. L'extrême fréquence de l'hémato-salpynx coexistant avec la grossesse extra-utérine en rend les dimensions trop grandes. Mais c'est ici particulièrement que paraissent avec toute leur valeur les arguments présentés contre l'incision vaginale d'une façon générale. Aussi nous croyons-nous en droit de rejeter la grossesse extra-utérine du cadre des indications de l'incision vaginale. Malgré l'autorité de Baudelocque, cité par M. le professeur Pinard, la lecture des deux observations ci-dessus est loin de nous convaincre. Dans les deux cas nous voyons survenir des hémorrhagies graves, et dans l'un une mort consécutive à des accidents de septicémie. M. le professeur Pinard croit que l'innocuité qu'il confère à l'élytrotomie provient de ce que l'on n'est pas forcé d'ouvrir la cavité péritonéale pour inciser le kyste fœtal. Or ceci ne peut se produire que dans deux hypothèses : premièrement, lorsque le kyste a contracté des adhérences, et il y a alors contre-indication à l'intervention par la voie vaginale ; deuxièmement, lorsque le kyste s'est développé dans l'épaisseur du ligament large, en écartant l'une de l'autre les lames péritonéales qui le recouvrent. Les cas où une disposition semblable se rencontre sont rares et nous semblent bien difficile à diagnostiquer à l'avance. Nous nous rangeons donc du côté de Lawson Tait, et tout en reconnaissant que l'incision vaginale est, en principe, aussi *scientifique* que la laparotomie, nous lui préférons cette dernière dans le cas présent.

Outre les contre-indications provenant de la nature

même de la tumeur, hématocèle péri-utérine, de ses dimensions, gros kystes ovariques, ou des adhérences qu'elle a contractées, il existe des contre-indications d'un autre ordre sur lesquelles il est nécessaire d'attirer l'attention. Nous avons déjà signalé l'immobilité de l'utérus fixé par des adhérences, aussi voulons-nous parler surtout de l'étroitesse du canal vaginal et du peu de dilatabilité qu'il présente dans certains cas. Malgré le succès qui couronna l'opération de Byford (obs. XV), où il intervint chez une jeune fille vierge, les difficultés qu'il avoue avoir rencontrées nous autorisent à faire de la virginité une contre-indication formelle à l'intervention par la voie vaginale. A cette raison d'ordre purement mécanique, s'ajoutent encore des considérations morales qui doivent faire alors préférer la voie abdominale.

Telles sont dans leurs grandes lignes les indications et les contre-indications de l'incision vaginale. Il nous était impossible, on le comprendra, d'entrer dans de bien grands détails, mais la tâche que nous nous étions fixée, consistait surtout à indiquer les affections où la voie vaginale était non seulement justifiée, mais préférable. L'examen de chaque malade en particulier et l'appréciation du chirurgien seront encore les meilleurs guides pour décider du mode d'intervention ; il nous suffit d'avoir démontré que l'on peut faire entrer en ligne dans des cas déterminés l'incision vaginale avec la laparotomie.

AVANTAGES

Ce n'est pas l'éloge de l'incision vaginale, appliquée indistinctement à tous les cas que nous entreprenons dans ce chapitre, il nous suffira de faire ressortir les avantages qu'elle présente dans les cas spéciaux que nous avons indiqués. Nous insisterons d'une manière particulière sur une conséquence sinon peu connue, du moins un peu négligée de la laparotomie et qui milite fortement en faveur de l'incision vaginale : il s'agit de la hernie ventrale post-opératoire.

Hernie abdominale. — Cette hernie abdominale, consécutive à la laparotomie, est certainement beaucoup moins rare que le très petit nombre de travaux dont elle a été l'objet ne pourrait le faire supposer. Les recherches que nous avons entreprises pour en déterminer la fréquence sont en grande partie demeurées vaines. Nous n'avons guère trouvé en France, que la thèse de Wertheimer, fort incomplète et ne contenant qu'un très petit nombre d'observations. Nous ne saurions mieux faire en conséquence que de citer sur ce point les opinions d'auteurs autorisés, rassemblées soit dans les ouvrages classiques, soit dans les publications françaises et étrangères.

Spencer Wells, qui a si parfaitement étudié tout ce

qui touche à l'ovariotomie, ne parle pas dans son Traité des hernies consécutives à cette opération. Il ne pouvait, cependant, en méconnaître l'existence, puisque dans l'une de ses observations nous trouvons la phrase suivante : « La malade est très reconnaissante du soulagement que nous lui avons procuré, bien qu'elle soit encore obligée de porter un bandage pour une hernie ventrale ». Hegar et Kaltenbach sont un peu plus explicites, ils disent : « La hernie abdominale se produisant au niveau de la cicatrice, surtout au niveau de son angle intérieur, constitue chez beaucoup de femmes une infirmité très fatigante. Ces hernies nous paraissent plus fréquentes que les faits épars publiés par les observateurs ne le laisseraient croire. Nous les avons vues se produire lorsque la cicatrice était courte et solide, et bien que nous ne laissions sortir aucune de nos opérées sans un bandage abdominal bien appliqué, bandage muni d'une pelote et de sous-cuisses. La hernie peut prendre un volume considérable, celui d'une tête d'enfant, chez les femmes appartenant à la classe ouvrière et après une grossesse, et cela à cause de la distension des muscles droits et de l'amincissement de la peau. »

Emmet est très bref, il conseille : « le port d'un bandage abdominal pendant plusieurs mois après l'opération. Ce bandage soutiendra les tissus qui ont été longtemps distendus et empêchera la ligne d'incision de se séparer et l'apparition d'une hernie ».

Chadwick indique le moment où se développe ordinairement la hernie, quelques mois après l'opération, il mentionne sa tendance à s'accroître, énumère les symptômes fâcheux auxquels elle donne lieu et admet la possibilité d'un étranglement. Il ajoute : Quant à cette hernie post-opératoire, nous ne sommes pas en état de dire quelle est la meilleure suture qui puisse nous mettre à l'abri de son développement.

Le Bec, dans une très bonne étude sur les conséquences éloignées de l'ovariotomie, note l'existence de la hernie, rapporte l'opinion de Granville Bantock, qui pense que sa production est surtout due à l'usage du clamp, mais, se retranchant derrière son apparition précoce, n'insiste pas sur sa fréquence. Les hernies ventrales ne sont pas très rares, dit-il seulement.

Reynier, dans sa thèse inaugurale, place l'ovariotomie au nombre des causes de la hernie ventrale.

Gusserow pense que : « Les éventrations sont très fréquentes après la laparotomie ».

Marion Sims rapporte un cas d'opération pratiquée par lui en 1886 pour remédier à une hernie ventrale consécutive à la laparotomie. A ce propos le D^r Nœggerath fait remarquer que cette hernie post-opératoire n'est pas rare et dit avoir connaissance d'un certain nombre de cas semblables.

Enfin W. Gill Wyllie, lit en 1887, à la Société obstétricale de New-York, un mémoire sur la hernie ventrale consécutive à la laparotomie. Il nous fournit quelques chiffres. Sur 67 laparotomies faites par lui en un an, cinq avaient pour but de remédier à des éventrations post-opératoires.

Cette expérience, dit-il, m'a fait faire quelques études à ce sujet. Excepté quelques allusions à la hernie après la laparotomie çà et là, une brève mention d'Hegar et Kaltenbach, je n'ai littéralement rien trouvé à ce sujet dans la littérature médicale.

Nous-même avons suivi pendant trois mois la consultation des bandages, à l'Hôtel-Dieu, et il nous a été permis de constater un certain nombre de cas de ce genre, deux entre autres nous ont particulièrement frappé. Il s'agissait de deux jeunes femmes, opérées dans un grand hôpital de Paris, qui, après un magnifique succès opératoire avec réunion par première intention, présentaient trois mois après l'opération un écartement de la ligne d'incision de trois travers de doigt. Quel que soit du reste le procédé de suture que l'on mette en usage, on ne peut se flatter de se mettre entièrement à l'abri de cette complication, les malades dont nous parlons nous montrent que la réunion par première intention même ne peut complètement nous rassurer à cet égard.

Sans insister sur les troubles divers que peuvent occasionner ces hernies, nous devons signaler ici une complication fort rare, à la vérité, complication dont l'existence est aujourd'hui démontrée par une observation publiée en 1888, par M. Picqué, à savoir l'étranglement de la hernie consécutive à la laparotomie. Notre excellent maître nous apprend que tout récemment il a été appelé à l'hospice d'Ivry à traiter un cas absolument semblable.

Il nous semble permis de conclure de tous ces témoignages, que la hernie ventrale est fréquente après la laparotomie. Nous savons que tous les chirurgiens sont loin de partager cette opinion. On nous objectera que les petites incisions abdominales, par lesquelles on pratique aujourd'hui l'ablation des ovaires et des annexes ne peuvent donner naissance à une hernie. Mais, ne s'aperçoit-on pas qu'on perd ainsi le principal avantage de la voie abdominale, c'est-à-dire le libre accès dans le ventre, qui donnait à la laparotomie une supériorité manifeste sur l'incision vaginale.

Mais nous admettons que ce point ne nous soit pas concédé et nous nous demandons si la laparotomie ne présente pas d'autres inconvénients. Est-il permis de considérer comme négligeable celui qui résulte de l'obligation de porter pendant de longs mois, des années même, un bandage abdominal? Chez les femmes de la classe ouvrière ce bandage est une cause de gêne incessante, il s'use rapidement et est rarement remplacé. Les malades se trouvent alors dans les meilleures conditions pour avoir une hernie. Chez les femmes d'une condition sociale plus élevée, non astreintes à de pénibles travaux, un inconvénient d'un tout autre ordre mérite d'être pris en sérieuse considération. Il provient de la présence inévitable d'une cicatrice à la paroi abdominale. Cette cicatrice que laisse derrière elle la laparotomie, souvent difforme, par exemple après suppuration d'un point de suture superficiel, toujours visible, n'autoriserait-elle pas, à elle seule, le chirurgien à recourir, sans sacrifier toutefois la sécurité de son intervention à un sentiment d'esthétique, à un procédé opératoire plus exempt que la laparotomie de ces conséquences fâcheuses ?

Ce procédé, c'est l'incision vaginale qui ne laisse, ceci

est évident, aucune cicatrice et ne se prête nullement à la production d'une hernie. Après leur réunion, en effet, les lèvres de l'incision ne supportent en aucune façon le poids des viscères abdominaux, il ne peut, par conséquent, y avoir de hernie. On voit quel immense avantage présente, lorsqu'elle est indiquée, l'incision vaginale sur la laparotomie. Pour grand qu'il soit, cet avantage n'est pas le seul.

En effet lorsque l'ovaire et les trompes sont situés profondément dans le petit bassin, ils sont facilement accessibles et se présentent seuls à l'opérateur, qui n'a ainsi à redouter aucune lésion du côté d'organes importants. La vessie est loin, et il est excessivement rare qu'une anse intestinale se montre dans le champ opératoire. Quelquefois, ceci est signalé, dans quelques observations, une bride épiploïque se présente ; mais ce n'est pas là une bien grosse complication. La situation de la plaie opératoire consécutive à l'incision vaginale est admirablement située pour le lavage et le drainage de la cavité péritonéale. Pour Goodell même, cette situation topographique suffirait dans beaucoup de cas, à constituer à elle seule une indication opératoire. Nous ajoutons que l'emploi des agents hémostatiques, glace, eau chaude, et des antiseptiques est dans le vagin d'une facilité particulière.

Tels sont les principaux avantages indéniables ceux-là, que présente l'incision vaginale. Il en est d'autres dont l'importance nous paraît moindre et même nulle, mais sur lesquels Byford insiste cependant. Pour cet auteur il serait très souvent possible d'amener dans le champ opératoire, sous les yeux, les adhérences elles-mêmes, et d'en pratiquer ainsi la ligature et l'incision avec une entière sécurité. Nous avons vu que les adhérences nombreuses et fortes sont une contre-indication de l'incision vaginale. Nous ne signalons donc cet avantage que pour mémoire sans y attacher d'autre importance que celle qu'il mérite.

Il n'en est pas de même de la valeur que le chirurgien de Chicago attribue à l'incision vaginale dans la cure des déviations utérines. Pour cet auteur, les déviations utérines, notamment la rétroversion, seraient réduites par l'opération, et cette réduction consolidée par un exsudat de lymphe plastique au pourtour de l'incision, en un mot l'utérus serait fixé en position normale par le travail de cicatrisation.

Heureusement, l'observation clinique démontre l'inanité de cette assertion qui, si elle était prouvée, serait plutôt contre l'incision vaginale qu'en sa faveur. En effet on n'opère pas uniquement des femmes ayant des déviations utérines, et la présence de brides cicatricielles maintenant l'utérus en place après l'opération ne laisserait pas que de présenter de grands inconvénients. Dans les 3 observations que nous rapportons XXII, XXIII, XXIV, les malades ont été revues longtemps après l'opération, chez toutes trois on a pu avec autant de facilité qu'avant attirer le col à la vulve, c'est dire assez qu'il n'y avait aucune trace d'adhérence.

Les avantages que nous avons énumérés sont très grands, et, quelles que soient les objections que soulève l'incision vaginale, méritent d'être pesés avec soin.

C'est avec une pleine confiance que nous soumettons à l'examen les observations que nous avons recueillies, et nous terminerons ce chapitre en disant avec Byford que: Si ces faits ne sont pas encore assez nombreux pour établir des conclusions définitives, ils le sont assez cependant pour justifier de nouvelles tentatives ayant pour but de ramener la faveur sur une opération trop hâtivement abandonnée.

MANUEL OPÉRATOIRE

Une des causes, avons-nous dit, qui ont le plus puissamment contribué à faire tomber l'incision vaginale en un injuste oubli, est la prétendue difficulté de son manuel opératoire. Cette opinion erronée se trouve exprimée dans les meilleurs de nos auteurs classiques. Voici du reste ce que M. le professeur Le Fort écrit, dans la dernière édition de son Manuel de médecine opératoire :

« L'opération est d'une grande difficulté, puisqu'il faut opérer au fond du vagin. On atteint difficilement les ovaires et lorsqu'on les atteint, il est encore fort peu aisé de lier le pédicule. Toutes ces raisons ont fait abandonner la voie vaginale et je crois inutile de la décrire. »

Nous verrons que l'incision vaginale est une opération assez simple en somme, et nous allons la décrire, dans ses différents temps. Il nous faut cependant montrer combien incertains et différents les uns des autres étaient les procédés employés par les opérateurs.

Gaillard Thomas faisait prendre à ses malades une position qui variait avec chaque temps de l'opération ; d'abord position genu-pectorale, puis décubitus dorsal, et enfin décubitus latéral. Si l'on ajoute l'obligation où il se croyait être d'introduire une bougie dans le rectum pour soulever cet organe, on voit à quelles difficultés se fussent heurtés les chirurgiens qui eussent voulu recourir à ce mode opératoire.

Nous nous hâtons d'ajouter que tous les chirurgiens qui opérèrent par la voie vaginale, ne crurent pas devoir infliger cette gymnastique à leurs opérées, et se bornèrent à faire une incision longitudinale dans le cul-de-sac postérieur du vagin, la femme étant dans la position ordinaire de l'examen au spéculum.

H. T. Byford, dans le mémoire que nous avons déjà eu l'occasion de citer, décrit avec beaucoup de détails le manuel opératoire qu'il emploie, et qui nous semble encore bien compliqué. Après avoir abaissé l'utérus, il fait une incision dans le cul-de-sac postérieur, incision longitudinale de 4 cent., ouvre aux ciseaux la cavité péritonéale, va à la recherche de l'ovaire, passe un fil, et lie le pédicule. Ceci fait, il suture à la fois péritoine et paroi vaginale, ne faisant de drainage que lorsqu'il y a eu épanchement de pus dans la cavité péritonéale, ou que la déchirure des adhérences a nécessité des délabrements assez considérables. Ce chirurgien s'est fait construire un arsenal instrumental complet, comprenant des pinces d'un modèle particulier, qui peuvent à notre avis être facilement remplacées par les pinces hémostatiques ordinaires, des rétracteurs destinés les uns au vagin, les autres à l'incision péritonéo-vaginale, ces derniers ne nous paraissent pas d'une utilité absolue, surtout avec l'incision demi-circulaire.

M. Bouilly, dans l'observation que nous rapportons, fit également une incision dans la moitié postérieure du col, c'est-à-dire longitudinale. L'ouverture du cul-

de-sac péritonéal fut faite aux ciseaux. L'incision vaginale fut laissée ouverte sans suture. Ce dernier manuel
opératoire est à peu près celui que nous allons décrire
et qu'emploie M. Picqué, non sans toutefois lui avoir fait
subir une modification très heureuse qui en est un per-
fectionnement, en substituant l'incision transversale du
cul-de-sac postérieur à la boutonnière longitudinale.
Cette modification est très importante, en effet, les lèvres
d'une incision longitudinale ne s'écartent que fort peu de
la ligne médiane, or c'est de chaque côté de l'utérus que
se trouvent l'ovaire et la trompe, il était facile de songer qu'une incision transversale, suivant leur direction,
permettrait de les atteindre aisément. C'est ce qu'en
effet l'observation a démontré. Nous insistons sur cette
modification apportée à la forme et à la direction de l'incision, elle est capitale. Grâce à elle, le cul-de-sac postérieur, fendu transversalement dans toute sa longueur,
présente un champ opératoire très large, il permet d'atteindre avec facilité les organes à enlever, et de les
lier.

Voici maintenant les détails du manuel opératoire que
nous proposons :

Après avoir nettoyé avec soin la vulve et le vagin, à
l'aide de lavage au savon et d'injections au sublimé
au $\frac{1}{240}$;

On saisit le col de l'utérus avec une pince de Museux,
la femme étant placée dans la position de la taille, des
écarteurs dilatant le vagin. L'utérus est ainsi doucement
mais fortement amené à la vulve. Le canal vaginal est,
par l'ensemble de ces deux manœuvres, réduit à ses

dimensions minima. Puis saisissant le bistouri, on fend le cul-de-sac postérieur dans toute son étendue, d'une incision en croissant à concavité tournée en avant, comme dans le premier temps de l'hystérectomie vaginale.

Le péritoine ouvert et incisé, chacune des lèvres de l'incision péritonéale est suturée à la lèvre correspondante de l'incision vaginale, par un ou deux points. Ce temps de l'opération a pour effet, d'abord de mettre à l'abri des décollements pendant la recherche des ovaires et des trompes, puis d'arrêter l'écoulement du sang qui peut se produire par l'incision pratiquée dans la paroi du cul-de-sac.

Ceci fait, on retire pince et écarteurs, l'utérus reprend sa place. On introduit alors, dans la plaie opératoire, un ou deux doigts, la main même presque tout entière si cela est nécessaire et on atteint facilement la masse salpingo-ovarienne. Il est bon de s'aider pendant cette recherche du palper abdominal. Une pression douce exercée par un aide, dans la région hypogastrique, abaisse les organes pelviens et rend la préhension des ovaires plus aisée. Il est très facile de détacher à ce moment les adhérences, alors même qu'elles sont très fortes et très abondantes comme dans l'observation XXI. L'organe entièrement libéré, on l'attire dans le vagin, on place sur le pédicule une pince à pression continue, qui l'empêche de remonter dans la cavité abdominale. La ligature du pédicule se fait avec le nœud de Lawson Tait. Après la section du pédicule, on le lave et on le rentre dans l'abdomen.

Après l'opération, on ne fait pas de lavage du péritoine.

On nettoie soigneusement le vagin qu'on débarrasse à l'aide d'injections des caillots qu'il contient. On ne pratique le lavage de la cavité péritonéale qu'alors que l'on suppose qu'il y a eu épanchement de nature septique ou d'éléments infectieux.

L'incision vaginale reste ouverte, sans suture, ce qui permet un écoulement plus complet et plus rapide des liquides péritonéaux. Le drainage se fait ainsi tout seul. Voici comment se fait le pansement. On insinue entre les lèvres de l'incision une bandelette de gaze iodoformée, l'extrémité libre de cette bandelette est repliée plusieurs fois sur elle-même et forme ainsi un tampon antiseptique au fond du vagin. A cette bandelette on en ajoute d'autres jusqu'à ce que le canal vaginal soit tamponné dans toute son étendue. On exerce à l'aide d'un bandage de corps une certaine compression sur l'abdomen, on maintient le pansement vaginal par un bandage en T, appliqué sur la vulve.

Le pansement reste en place trois jours au moins, il serait nécessaire de l'enlever plus tôt, s'il était traversé ou si la femme perdait. Il en serait de même, si quelque réaction inflammatoire se produisait; ces symptômes fébriles, lorsqu'ils se produisent, cèdent toujours à des injections antiseptiques intra-pelviennes. Les complications du reste sont rares, les suites de l'opération sont au contraire très simples.

On chercherait vainement dans ce manuel opératoire que nous venons d'exposer les insurmontables difficultés que sur la foi des auteurs, on s'attendrait à y rencontrer. Bien d'autres opérations se pratiquent tous les jours qui sont d'un manuel opératoire plus pénible sans présenter les avantages, ni les résultats de l'incision vaginale. Nous serions heureux d'avoir contribué, pour notre faible part, à démontrer que la voie vaginale est relativement facile et que ses avantages sont très grands. Nous serions suffisamment récompensé si notre travail pouvait inspirer à quelques chirurgiens l'idée de contrôler par eux-mêmes, en pratiquant à leur tour l'incision vaginale, les assertions qui y sont contenues.

OBSERVATION I

Par BATTEY. Rapportée par GAILLARD THOMAS. In *Traité des maladies des femmes*, trad. LUTAUD.

Kyste de l'ovaire.

Le 30 mars 1869, je pratiquai une incision dans le cul-de-sac de Douglas pour l'ablation d'un kyste ovarique de la grosseur d'une orange, chez une dame de Georgia. L'opération fut exécutée avec la plus grande facilité; l'ovaire sain fut replacé dans l'abdomen après avoir été amené dans le vagin et examiné.

La malade n'eut aucun symptôme grave. Le pouls n'a jamais dépassé 90° F. La ligature placée sur le pédicule est tombée le 14 avril et le 16 la plaie était presque cicatrisée.

OBSERVATION II

Par GAILLARD THOMAS. In *Traité des maladies des femmes*, trad. LUTAUD, 1879.

Kyste de l'ovaire.

Mᵐᵉ S., multipare, d'habitudes régulières et d'un tempérament nerveux et excitable, avait souffert longtemps d'une rétroflexion de l'utérus. Elle avait été traitée pour cette affection par le docteur James Brown et avait obtenu un soulagement qui avait persisté pendant plusieurs années jusqu'à ces derniers temps. C'est alors qu'elle éprouva des symptômes pelviens qui l'obligèrent à consulter de nouveau son médecin. Le docteur Brown pratiqua un examen très complet et découvrit derrière l'utérus un petit kyste très mobile qui, pendant la station et la supination, occupait complètement le cul-de-sac de Douglas. Au moment où il a été découvert le kyste avait à peu près le volume d'une orange; il était douloureux à la pression et l'on pouvait aisément le pousser en dehors de la cavité pelvienne. Le docteur Brown diagnostiqua une dégénérescence kystique de l'ovaire et demanda une consultation.

C'est alors que je fus appelé avec les docteurs Peaslee et Nœggerath. Après un examen minutieux nous reconnûmes comme l'avait fait le D' Brown que l'ovaire droit était affecté d'un kyste très probablement multiloculaire. Trois méthodes de traitement furent proposées : 1° l'ovariotomie ordinaire qui n'aurait été pratiquée que lorsque le kyste eût atteint un complet développement; 2° la ponction par le vagin; 3° ovariotomie pratiquée à travers la paroi vaginale.

L'ovariotomie vaginale fut décidée. La malade y fut préparée par quelques cathartiques et par une diète lactée de 48 heures. Je pratiquai l'opération le 6 février 1870 en présence des docteurs Peaslee, Brown, Purdy et de plusieurs confrères.

La malade étant anesthésiée fut placée dans la position genu-pectorale et maintenue avec l'appareil de Bozeman. Cet appareil maintient la malade dans une position très supportable sans la fatiguer et facilite l'administration des anesthésiques.

Une bougie rectale de 12 centimètres de longueur fut introduite dans le rectum afin d'empêcher la chute de cet organe sur la ligne de l'incision. Après avoir soulevé la paroi vaginale postérieure et le périnée à l'aide du spéculum de Sims, je saisis une portion du vagin, entre le col utérin et le rectum, avec un ténaculum, et je pénétrai directement dans le péritoine par une section pratiquée avec des ciseaux.

Je passai ensuite au second temps de l'opération. Après avoir changé la position et placé la malade dans le décubitus dorsal, j'introduisis le doigt à travers l'incision; je saisis très distinctement la tumeur et il me fut facilement possible de la saisir avec un ténaculum. Je pratiquai alors avec un trocart très fin trois incisions successives qui correspondaient à trois cavités kystiques. J'obtins ainsi environ 250 gr. de liquide dont la couleur rappelait celle de la bile. Il fut alors facile par de légères tractions d'attirer le sac dans le vagin.

Pour le troisième temps la position de la malade fut encore changée, on la plaça dans le décubitus latéral et j'introduisis de nouveau le spéculum de Sims.

Après avoir placé une ligature sur le pédicule, je coupai le sac et je remis le pédicule dans la cavité abdominale. Je fermai ensuite l'incision avec une suture d'argent après avoir eu soin de bien éponger le cul-de-sac de Douglas, et la malade fut reportée dans son lit.

L'opération avait duré trente-cinq minutes et s'était accomplie sans de sérieuses difficultés.

Après l'opération la malade fut maintenue dans le décubitus dorsal. On la calma avec de l'opium et on lui administra des aliments liquides. Les seuls symptômes pénibles qu'elle éprouvait étaient des nausées qui résultaient de l'emploi des anesthésiques. Elle alla bien pendant dix jours, époque à laquelle on lui permit de quitter le lit pendant quelques heures.

Elle fit alors quelques mouvements intempestifs qui provoquèrent une attaque de cellulite pelvienne qui occupa le ligament large droit. Le pouls devint rapide, la peau chaude et sèche et l'on sentit très distinctement une masse phlegmoneuse dure et sensible dans la région iliaque droite. La tumeur ne tarda pas cependant à diminuer, et au bout de treize jours la malade était hors de danger. J'ai la conviction que, dans ce cas, la complication n'était pas due à l'opération, mais à l'exercice prématuré auquel s'était livrée la patiente.

OBSERVATION III

Par R. DAVIS, de Wilkesbarre. In *Archives de tocologie*, trad. de SOTRE.

Kyste de l'ovaire.

Le 29 mai 1872, le Dr Davis fut appelé pour voir Mme J. T., multipare, âgée de 29 ans, et trouva son ventre distendu par deux tumeurs d'un volume presque égal. Il reconnut que l'une d'elles était la matrice développée par une grossesse d'environ 7 mois ; l'autre un kyste de l'ovaire s'élevant de plusieurs pouces au-dessus du nombril et descendant assez bas pour remplir la cavité pelvienne. Le 7 août le travail commença, l'orifice utérin étant presque hors d'atteinte. Des efforts ayant été faits pour repousser le kyste hors de la cavité pelvienne, le Dr Davis finit par ponctionner ce kyste par le vagin. Il s'affaissa, la matrice descendit et un enfant mort se présentant par le siège fut expulsé sans difficultés. La malade se rétablit promptement.

Appelé ensuite le 15 septembre pour voir cette dame, le Dr Davis trouva que la tumeur avait repris son volume primitif et sa situation. Elle descendait si bas alors dans le vagin qu'on l'atteignait très facilement et qu'elle offrait une large surface pour faire une incision. L'emploi du trocart qui avait été fait précédemment, avait montré que ce kyste était uniloculaire et probablement sans adhérences. Pour ces raisons on tenta de l'enlever par le vagin.

L'opération qui fut accomplie trois jours après, est ainsi décrite :

La malade, placée sur une table et endormie par l'éther, fut maintenue dans la position qu'on donne d'habitude pour la taille. Deux spéculums de Sims furent ensuite introduits dans le vagin et maintenus par les aides ; l'un faisait une traction en haut, l'autre en bas. De cette manière la paroi postérieure du vagin recouvrant la tumeur fut mise en pleine lumière. Le vagin fut alors saisi avec un ténaculum, attiré bien en bas et incisé à travers la vulve, dans une étendue d'environ 4 pouces. Après que l'hémorrhagie qui persista quelque temps eût cessé, on entreprit le reste de la dissection, le péritoine ayant été divisé sur une sonde cannelée courbe. La paroi brillante du kyste apparut à la vue. Par malheur, je trouvai quelques adhérences assez fermes du kyste avec le bassin, et j'avoue que cela me donna quelque crainte pour le succès de mon opération. Je commençai cependant à détruire ces adhérences avec mon doigt, jusqu'où il pouvait atteindre; mais il y en avait hors de la portée de mon doigt. Les spéculums furent alors enlevés et avec la main entière introduite dans le vagin et à travers l'incision vaginale, toutes les adhérences furent détruites. D'abord dans le bassin, ensuite dans la cavité abdominale, entre le péritoine et la tumeur en avant, et entre la tumeur et l'épiploon; la main ayant été portée pour atteindre ce résultat jusqu'à 2 pouces au dessus de l'ombilic. Les spéculums furent alors remis en place ; le kyste fut saisi par un ténaculum et ponctionné avec un trocart courbe muni de sa canule. Quand le kyste fut entièrement vidé, j'eus la grande joie de voir ce kyste, presque sans tractions, descendre dans le vagin et dans ma main. Le pédicule qui était long, fut entouré par une double ligature; le moignon fut repoussé dans la cavité péritonéale et un bout de chaque ligature fut laissé entier et sortant par la partie la plus déclive de l'incision. Le cul-de-sac de Douglas fut épongé avec soin et deux points de suture dans la partie complétèrent l'opération. La partie la plus basse ayant été laissée ouverte pour le drainage, la malade se ranima bien.

En effet la malade souffrait moins du shock dans ce cas que dans les autres cas d'ovariotomie auxquels j'ai assisté, jamais après la première soirée le pouls ne s'éleva au-dessus de 100° F.

Elle se rétablit sans avoir présenté de symptômes inquiétants, et quatre semaines après l'opération elle venait chez moi, dans mon cabinet, parfaitement bien. Un point de cette observation mérite d'attirer l'attention comme se rapportant à la question du drainage dans l'ovariotomie.

Pendant les quatre jours après l'opération, il y eut par le vagin un écoulement abondant de liquide foncé en couleur et d'odeur fétide, suffisamment pour traverser trois ou quatre fois par jour un drap plié sous elle. La question se pose ainsi : si l'écoulement n'avait pas eu d'issue, aurait-il pu déterminer, soit une péritonite, soit une septicémie, soit même les deux? La tumeur était formée par un seul kyste de l'ovaire droit et pesant avec son contenu 9 livres.

Observation IV

Par Gilmore, rapportée par Gaillard Thomas, le *Traité des maladies des femmes*, trad. Lutaud.

Kyste de l'ovaire.

J'avais acquis la conviction que la tumeur était mobile et avait le volume d'une petite orange. Votre opération (de Gaillard Thomas) était encore présente à mon esprit et je pris la résolution de la pratiquer pour les raisons suivantes : La malade, âgée de 48 ans, avait l'habitude de consommer une grande quantité d'opium depuis qu'elle souffrait de l'ovaire droit; sa santé était très altérée, et il est probable qu'elle aurait été dans de très mauvaises conditions pour subir l'ovariotomie abdominale.

Je considère, en outre, que l'ovariotomie pratiquée par le vagin est beaucoup moins dangereuse que lorsqu'elle entraine a section de la paroi abdominale. D'un autre côté, tous les chirurgiens savent que plus le traumatisme est éloigné du diaphragme, moins la péritonite aiguë est à craindre.

La malade consentit de grand cœur à l'opération. Je la plaçai dans la position de Sims et introduisis le spéculum univalve de ce chirurgien; je saisis la lèvre postérieure du col utérin avec une pince de Museux et j'attirai l'utérus en bas et en avant; 'introduisis ensuite l'index de la main gauche dans le rectum et le doigt correspondant de la main droite dans le vagin. J'acquis ainsi la certitude que j'avais un espace de 5 centim. pour pénétrer dans la cavité abdominale. C'est alors que je commençai la véritable opération. La malade ayant été chloroformisée et les intestins préalablement vidés à l'aide d'un purgatif, j'introduisis le spéculum de Sims. Je saisis alors la muqueuse vaginale et je l'examinai avec soin pour m'assurer qu'elle ne présentait aucun vaisseau pulsatile. Je pratiquai ensuite une incision s'étendant du col utérin au rectum, puis j'attendis que l'écoulement eût cessé. Une exploration attentive

— 57 —

me montra que j'avais incisé la paroi vaginale seule sans toucher au péritoine. Après m'être assuré que le rectum n'était pas sur mon passage, je fis au péritoine une incision correspondant à celle que déjà j'avais pratiquée sur le vagin. Je pus alors pénétrer dans la cavité abdominale et entraîner la tumeur avec deux doigts. Une ponction fut alors pratiquée et diminua le volume du kyste qui s'engagea à travers l'incision, entraînant avec lui l'ovaire auquel il était fixé par un pédicule et le tube de Fallope. J'appliquai une ligature de soie et je sectionnai tous ces organes. L'incision vaginale fut ensuite fermée à l'aide de trois points de suture. L'opération a été très simple et son exécution n'a pas demandé plus de dix minutes.

La malade avait été opérée le 6 septembre; elle quitta l'hôpital le 1er octobre, sa température n'avait jamais dépassé 38 degrés.

OBSERVATION V

Par CLIFTON E. WING, rapportée par GOODELL. *Arch. tocologie*, trad. de SOTRE.

Kyste de l'ovaire.

La défécation chez une malade ne pouvait se faire à cause de la présence d'une petite tumeur élastique et fixe qu'on rencontrait dans le cul-de-sac de Douglas.

Le 10 février 1876, à l'aide de l'aiguille et d'un aspirateur on retira deux drachmes (16 onces) d'un liquide foncé ayant l'apparence du sang, et qu'on pensa être le résultat d'une ancienne effusion hémorrhagique. Les suites de cette opération ne furent pas mauvaises. Le 30 mars l'aiguille fut de nouveau plongée dans la tumeur et plusieurs onces du même liquide furent extraites. Tous les symptômes habituels d'une légère septicémie suivirent cette opération et la malade commença à perdre ses forces et son appétit.

Le 19 avril une aiguille exploratrice passée par le vagin fit écouler quelques gouttes de matières de très mauvaise nature.

Il était alors évident que ce liquide, soit qu'il provînt d'une ancienne hématocèle ou d'un kyste hémorrhagique de l'ovaire,
devait être expulsé au plus tôt. Ayant ouvert le cul-de-sac de
Douglas, on vit que la tumeur était formée par un kyste de
l'ovaire aussi gros qu'une orange. Elle était retenue par quelques adhérences lâches qui cédèrent facilement sous les doigts.
Son volume ayant été réduit par la torsion, elle fut entraînée
dans le vagin. Ce kyste n'avait pas de pédicule propre, mais il
fut promptement énuclé avec un doigt. Cette opération fut
suivie d'un peu d'écoulement de sang. Le ligament large ayant
basculé en arrière, dans la cavité abdominale, une anse du petit
intestin apparut à l'ouverture, qui toutefois fut fermée par trois
points de suture avec un fil de soie. Cela suffit pour empêcher
une hernie en laissant un espace suffisant pour introduire une
sonde. Un liquide fétide qui s'écoula dans le cul-de-sac vaginal,
donna naissance à des symptômes de septicémie, mais après
les injections journalières à l'aide d'une sonde double, tous ces
symptômes s'évanouirent et la malade recouvra parfaitement
la santé.

OBSERVATION VI

Par W. GOODELL, trad. par de SOYRE. In *Archives de tokogie*, 1878. Résumé.

Kyste de l'ovaire.

Marie D., célibataire, âgé de 22 ans. Douleurs vives pendant
la miction et la défécation. Rétention d'urine pendant les deux
dernières périodes menstruelles. Le col de l'utérus presse contre la symphyse pubienne, un peu à gauche, et derrière le col,
une tumeur épaisse et fine qui s'incline en bas dans le cul-de-sac
de Douglas.

La malade est admise à l'hôpital de l'Université de Pensyl-
vanie; le 21 février ponction par le vagin qui retire un grand
verre de liquide. Pendant trois jours disparition des symptômes
morbides. Puis malade recommence à se plaindre. Le 3 mars

on évacue avec l'aspirateur un litre de liquide trouble contenant du sang épanché et répandant une forte odeur d'hydrogène sulfuré. Symptômes de septicémie à la suite de la ponction. Élancements douloureux dans la région pelvienne droite. A la visite du matin, le 13 mars, pouls au-dessus de 120, température 102°,5, vomissements.

Le jour suivant je procédai à l'opération avec l'aide des docteurs C. T. Hunter, W. S. Stewart, B. F. Baer, H. R. Wharton, G. S. Hull et T. Lancaster. La malade fut mise dans la position adoptée pour la lithotomie. Le col semblable à un simple mamelon faisait saillie au devant de la tumeur, un peu bas dans le vagin et à droite de la ligne médiane.

Trouvant qu'il était impossible de repousser le kyste dans la cavité abdominale, je me déterminai à l'enlever par le vagin et, si je n'y parvenais pas, à suturer les lèvres de l'ouverture pratiquée sur ce kyste, aux bords de l'incision vaginale. En conséquence deux spéculums à bec de canard ayant été introduits, l'espace situé entre eux fut incisé avec les ciseaux. A l'ouverture du cul-de-sac de Douglas il s'échappa plusieurs onces de pus fétide. De nombreuses adhérences se présentèrent, toutes celles qui étaient à la portée de deux doigts furent détruites, le kyste saisi avec une pince et vidé par aspiration. Le liquide que l'on retira d'abord, environ deux quarts comme quantité, consistait en un pus mal lié, grumeleux, très fétide. L'aiguille du trocart pénétra alors dans un kyste qui donna environ une once d'un liquide clair et sirupeux ; je détruisis les adhérences qui se présentaient à moi, ces adhérences et le petit espace qu'un vagin de vierge peut offrir, rendirent très difficile l'extraction du kyste, lequel n'avait pas de pédicule et adhérait au corps de l'utérus. On fit porter les ligatures sur le ligament large gauche. Le drainage de l'abcès pelvien fut fait en conduisant toutes les ligatures hors de la plaie vaginale.

Pendant plusieurs jours l'état général reste grave. Incontinence d'urine, vomissements. A la suite d'injections antiseptiques dans la cavité lu cul-de-sac de Douglas la malade va mieux.

Pendant quelque temps encore, il y eut un écoulement de pus fétide. Malgré une grave imprudence que fit la malade, qui arracha violemment les fils de ligature, elle put rentrer chez elle dans la 1re moitié de mai.

OBSERVATION VII

Par W. H. BAKER, traduite et extraite de N. Y. Medic. Journ., 1883.

Kyste dermoïde suppuré de l'ovaire.

Mme F..., recommandée par G. Thomas. Agée de 35 ans. Mariée depuis 5 ans. Pas d'enfant, une fausse couche pas certaine après deux ou trois mois de mariage. Depuis lors se plaint d'une douleur plus ou moins vive dans le dos, et par moment d'une douleur violente dans l'aine droite. Ne peut se livrer à aucun travail si peu fatigant qu'il soit, la marche réveillant avec une nouvelle violence la douleur dorsale.

Les antécédents sont excellents et la santé habituellement bonne, quoiqu'elle ne se sentit pas très forte lorsqu'elle vint me consulter le 17 novembre 1879. Réglée régulièrement à 16 ans.

Utérus en antéversion, immobilisé par une masse de la grosseur du poing située derrière lui, kyste de l'ovaire gauche ou du ligament large. Cet examen fut pratiquée en janvier 1880. En juin le kyste a triplé de volume. Ponction du kyste, d'où on extrait six onces de matières sébacées; on y trouve des cheveux.

Il s'agit donc d'un kyste dermoïde; 16 jours après l'opération douleurs et élévation de la température à 100° F. (douleurs violentes derrière l'utérus, le kyste suppure, la température monte à 102° F. (38°,9).

Opération le 20 juin. Épaisseur considérable de tissus, 3/8 de pouce en avant du péritoine. Incision péritonéale d'1 pouce 1/2 sur la ligne médiane, sans toucher au rectum. Il s'écoule très peu de sang. Le kyste vient se placer en pleine lumière entre les lèvres de l'incision. Pas d'adhérences. Évacuation et résection des parois du kyste. Son contenu (matière sébacée, graisse et cheveux) exhale une odeur fétide quoique masquée par l'acide phénique dont on fait couler un jet sur la plaie vaginale pendant l'opération. Cautérisation après ligature du pédicule. Pendant l'évacuation du kyste une partie de son contenu tombe malheureusement dans la cavité péritonéale qu'on nettoya largement, après le replacement du pédicule, avec une solution faible antiseptique. Un drain de caoutchouc souple fut placé dans l'incision vaginale, son extrémité libre placée juste à l'orifice de la vulve.

L'opération dura une heure et demie. Neuf heures après la température est à 103° F. (39°,4). La malade est bien réveillée, une quantité considérable de liquide séro-sanguin s'écoule du tube. Le second jour l'écoulement diminua, et la cavité pelvienne fut fréquemment lavée à l'aide d'une solution phéniquée faible.

La malade s'affaiblit, injection hypodermique d'éther et d'alcool, le soir injection de morphine. Température vespérale 101°,1 (40°,2), pouls 126. Les signes de collapsus ayant disparu on ordonne un enveloppement dans un drap mouillé, renouvelé toutes les 30 minutes. Tous les 1/4 d'heure 30 gr. de champagne.

Le matin du 3° jour, à 8 heures, la température est à 102° (38° 8) et le pouls à 118. La malade a bien dormi pendant la nuit.

On cesse les enveloppements froids. Pour éviter les vomissements on administre par le rectum du jus de viande et de l'alcool.

Dans la journée la température oscille entre 101° et 102° (38°,3 à 38°,8).

Le 4° jour augmentation des aliments qui consistent en extrait alcoolique de viande de Kent pris par la voie stomacale et gardés. A des intervalles de 3 ou 4 heures évacuations abondantes de matières grasses entraînées à travers le drain. Il y eut peu de changement dans la température et le pouls ce jour-là, ils restèrent l'un à 102 (38°,3), l'autre à 120.

Le 5e jour l'alimentation est bien tolérée et les injections faites dans le drain reviennent claires quoique légèrement odorantes.

Deux fois dans la journée la température monte à 103° (39°,4) et chaque fois sous l'influence de l'enveloppement humide retombe à 101° (38°,3) où elle se maintient pendant quelques heures.

Le 6e jour malgré l'enveloppement elle monte à 104° (40°) et le pouls à 140. Lavage de la cavité pelvienne, injections sous-cutanées d'alcool, de quinine, d'éther, sans modifier en rien la température ni le pouls, ni augmenter les forces de la malade qui mourut à midi. L'autopsie ne fut pas permise.

Je suis grandement redevable dans cette opération au docteur Thorndike pour ses précieux conseils et au docteur Elliot pour l'assistance pratique qu'il m'a prêtée. J'attribue le résultat malheureux de l'opération à une péritonite infectieuse provoquée par la chute d'une partie du contenu du kyste suppuré dans la cavité péritonéale et à mon inhabileté à ce moment de l'opération pour nettoyer complètement cette cavité à travers l'incision vaginale. Tous les efforts avaient été faits dans ce but à l'aide d'injections, mais il n'avait pas été atteint évidemment puisque au 4e jour il sortait encore des matières grasses pendant les lavages.

Observation VIII

Par H. T. Byford, traduite et extraite de *Amer. Journ. of Obstetrics*. Avril 1883.

Ovarite. — Hystérie maniaque. — Castration.

Mᵐᵉ Esther D..., de Spirit Lake, Iowa, envoyée par le Dr L. C. Winsor. Agée de 39 ans, 7 enfants. Son mari l'a abandonnée la considérant comme folle. A quelques jours d'intervalles, attaques d'hystérie maniaque et convulsive avec céphalalgie interne, nécessitant pour être soulagée l'administration de 1/2 à 1 grain de morphine (5 à 10 cent.). A été alitée à deux reprises, pendant un an chaque fois. Cessation de tout traitement. Ovaire droit augmenté de volume.

L'opération est pratiquée au Woman's Hospital de Chicago, le 30 juillet 1887, en présence des Drs Nelson, Merriman, Piercy, des chirurgiens de cet établissement, A. J. Tyler et J. Brown et de deux étudiants. L'opération est faite selon les règles qui ont été données, sauf que l'on se servit pour la suture du vagin, de fils de soie et que l'utérus fut laissé en rétroversion sous l'influence de cette idée erronée que la cavité péritonéale serait ainsi plus efficacement protégée. Le fait le plus digne de remarque dans cette observation est que la malade en se réveillant pensait n'avoir pas été opérée et que, quoiqu'elle ne crût point devoir rester au repos elle n'eût qu'une très légère réaction. On la satisfit en lui faisant une injection hypodermique d'eau pure et depuis lors elle n'a plus éprouvé de maux de tête, de convulsions ni d'attaque de manie.

Le Dr Winsor, écrivait le 9 septembre, six semaines après l'opération : dans 90 cas d'ovariotomie, je n'ai jamais vu une guérison aussi parfaite. En janvier 1888, il m'écrivit que la malade se portait toujours bien.

OBSERVATION IX

Par H. T. BYFORD, traduite et extraite de *Am. Journ. of Obstet.* Avril 1888.

Ovarite double. — Salpingite.

Mme N., âgée de 31 ans. Mariée, un enfant né il y a plusieurs années à 8 mois. Impotente depuis son accouchement. Soignée depuis 7 ou 8 années, les trois dernières par moi-même. Rétroversion.

L'ovaire droit est fortement adhérent au ligament utéro-sacré et l'ovaire gauche adhère à la face postérieure du ligament large.

Son mari nous dit que parfois elle n'a plus sa raison.

L'opération est pratiquée le 31 juillet 1887, à St-Luke's Hos-

pital, avec l'aide des D^{rs} Mc Arthur, Frank Cary et C. H. Foulks.
La trompe droite est augmentée de volume et dilatée, mais vide
et libre dans son extrémité péritonéale.

L'ovaire droit est détaché d'un lit de fausses membranes et
enlevé avec sa trompe. L'ovaire gauche détaché et laissé en
place. Très légère réaction. Le tube à drainage est enlevé à
la fin des premières 24 heures. Le troisième jour une très
légère phlébite se montre du côté gauche environ 10 jours après
l'opération. Le 1er décembre la malade se sentait mieux qu'a-
vant l'opération. J'ai évidemment commis une faute en laissant
l'ovaire gauche et sa trompe.

La malade se plaint beaucoup moins qu'autrefois, et a beaucoup augmenté de poids.

OBSERVATION X
Par H. T. BAKER, traduite et extraite de *Am. Jour. of Obstet.*

Prolapsus de l'ovaire.

Mme J. L. S...., de Fort-Byron, âgée de 42 ans, multipare.
Absolument impotente, incapable de se lever plus de quelques
minutes de suite. Douleurs constantes dans le petit bassin.
Hystérique. A été enfermée dans un asile d'aliénés. Utérus en
rétroflexion. L'ovaire droit est situé dans le cul-de-sac de Douglas, augmenté de volume et ramolli. L'ovaire gauche est
petit.

Opération pratiquée à Woman's Hospital, le 11 août 1887,
assisté des Drs Merriman, C. N. White, J. B. Richardson
Tyler et Brown. Très peu de réaction. Température 99°,4
(37°,4) trente heures après l'opération. Va beaucoup mieux
depuis l'opération.

15 novembre. Se trouve dans un état de santé meilleur que
depuis des années.

24 décembre. Est en état de se livrer à des travaux domestiques peu fatigants.

Observation XI

Par H. T. Byford. Traduite et extraite de l'*Amer. Journ. of Obstet.*

Ovaires kystiques. — Salpingite.

Mme C..., âgée de 24 ans. Mariée depuis dix ans. A eu un enfant un an après son mariage et un autre 19 mois plus tard. Dysménorrhée. L'affection dont elle souffre remonte, dit-elle, à trois ans. Depuis cette époque jusqu'au moment de l'opération elle a été alitée, ne se levant qu'une heure ou deux par jour. La température varie de 98°,4 à 100° (37° à 37°,7). Pendant le mois qui précède l'opération. Rétroversion. Endométrite du col, ulcération de l'orifice externe. L'ovaire droit est adhérent, augmenté de volume et facilement senti à travers le vagin.

Opération pratiquée le 17 août 1887 à St-Luke's hospital, assisté des Drs Foulks, C. N. White et deux nourrices. On se sert de catgut chromé pour les points de suture au vagin. On trouve l'ovaire droit fortement adhérent au ligament utéro-sacré, un peu allongé et quatre fois plus gros qu'à l'état normal. En amenant en bas l'ovaire on en fait sortir un caillot organisé de la grosseur de la dernière phalange d'un pouce d'homme. La trompe avait trois fois son diamètre normal et adhérait à l'ovaire. La face postérieure de l'utérus près de la corne droite était adhérente au cul-de-sac et au moment ou on l'en détacha donna lieu à une hémorrhagie qui se fit jour en deux points, l'un fut traversé par un catgut et l'autre temporairement comprimé à l'aide d'un tampon imbibé de persulphate de fer placé sur le trajet superficiel du vaisseau. Ces manœuvres furent faites ayant les parties sous les yeux, le fond bien attiré en bas, bien visible à travers l'incision vaginale. L'ovaire gauche un peu augmenté de volume est très adhérent à la face postérieure du ligament large. La trompe était si adhérente à son extrémité que je crus plus prudent de la couper entre deux ligatures. Je pus ainsi atteindre les points sièges d'hémorrhagie ainsi que les adhérences sans trouver devant moi aucun autre viscère et avec des facilités plus grandes qu'il n'est possible d'en avoir par l'incision abdominale. Le point le plus satisfaisant de cette observation est que la température qui avait atteint 101° (38°,3) le soir de l'opération, n'atteignit plus ensuite que 100° (37°,7) et après le second soir redevint à peu près la même qu'avant l'opération. Drainage pendant 36 heures. Tamponnement pendant soixante heures.

OBSERVATION XII

Par H. T. BYFORD. Traduite et ext. de l'*Amer. Journ. of Obstet.*

Kyste de l'ovaire.

Mᵐᵉ M..., 45 ans. Avortement il y a 4 ans. Hémorrhagie. Ulcération du col. Douleurs ovariques et pelviennes. Incapable de se livrer à aucun travail. Utérus parfois en position normale, parfois rétroversé. On sent par moment une petite tumeur mobile dans le cul-de-sac.

Le 27 août 1887, opération à St Luske's hospital, assisté du Dʳ Foulks, de Gregory, interne du service et de nourrices. Un kyste de l'ovaire droit de la grosseur d'un petit œuf est facilement amené à travers l'incision vaginale, ponctionné, lié et enlevé. L'ovaire gauche anormal de forme et de couleur est également enlevé.

Drainage pendant 24 heures. Gaze iodoformée, 48 heures. Guérison confirmée, interrompue seulement par des crises gastriques.

OBSERVATION XIII

Par H. T. BYFORD. Traduite et extraite de l'*Ameriz. Journ. of Obstet.*

Prolapsus de l'ovaire. — Ovarite et salpingite.

Mᵐᵉ C..., 43 ans. Mariée à 22 ans. A eu l'année suivante un enfant qui est un nain et fait remonter sa maladie à cette époque. Anémie, douleuis dans le petit bassin, perte de la santé malgré le traitement. Son état intellectuel confine à la folie. Légère antéflexion. Prolapsus de l'ovaire droit dans le cul-de-sac. Ovaire gauche et sa trompe augmentés de volume.

Opération à St Luke's Hospital, le 8 septembre 1887. Pas d'adhérences ni de difficultés. Drainage pendant 24 heures. Tamponnement pendant 48 heures. Il n'y a à noter que des vomissements nerveux continuels pendant 4 jours, excités par le moindre bruit ou mouvement autour de la malade. Amélioration sensible, la malade se plaint seulement de ressentir en se levant quelques douleurs pendant la marche.

OBSERVATION XIV

Par H. T. BYFORD. Traduite et extraite de l'*Amer. Journ. of Obstet*.

Prolapsus de l'ovaire.

M⁰⁰ J..., envoyée par le D' I. H. Stowell, 31 ans. Mariée ; couturière. Un enfant. Incapable de travailler à cause des douleurs qu'elle ressent dans le petit bassin. A cessé tout traitement. Rétroversion.

Prolapsus de l'ovaire droit.

Le 26 septembre 1887, opération à St Luke's Hospital, assisté des D⁰⁰ Foulks, Stowell, Marble et Gregory, interne du service. On trouve les deux ovaires augmentés de volume et altérés, on les enlève. L'utérus est maintenu en antéversion pendant 3 jours à l'aide d'un tampon pour guérir la rétroversion. Drainage pendant 48 heures. La température monte à 100' (37°,7), 96 heures après l'opération, mais tombe rapidement après l'enlèvement du tampon. Elle était redevenue normale après le 5ᵉ jour. La malade jouit maintenant de la meilleure santé, et se trouve en état de reprendre ses occupations d'une manière suivie. L'utérus reste dans sa position normale. La malade s'est sentie mieux cet hiver qu'elle n'a jamais été dans ces douze dernières années.

OBSERVATION XV

Par H. T. BYFORD. Traduite et extraduite de l'*Amer. Journ. of Obstet.*

Kyste dermoïde. — Salpingite.

Mlle R..., vierge. Envoyée par le Dr O. S. Ruggles ; âgée de 24 ans. Accès pendant huit ans de pelvi-péritonite, obligée pendant 4 ans de rester au lit la plus grande partie du temps à cause des douleurs et de la sensibilité siégeant dans les ovaires et le petit bassin. Pendant deux ans a été traitée sans résultat pour sa pelvi-péritonite. Rétroversion avec adhérence de l'utérus et des ovaires. Arrive à l'hôpital le soir du jour qui précède l'opération avec une légère diarrhée et ne veut pas consentir à un ajournement de l'opération.

Opération le 3 octobre 1887, au Woman's Hospital, assisté des Drs W. H. Byford, Ruggles, Mergler, et des internes Tyler et Brown. Le vagin est étroit, le vestibule rigide. Le cul-de-sac est oblitéré et représenté par du tissu cellulaire, de telle sorte que j'eus à frayer une route derrière le col. Au moment de décortiquer l'ovaire droit et de le dégager de sa gangue adhérente au ligament utéro-sacré, je m'aperçus que nous nous trouvions en présence d'un kyste dermoïde du volume d'une noix. La trompe droite était si étroitement adhérente que je ne pus la détacher par les tractions que j'exerçais et que par prudence je ne crus pas devoir augmenter et elle ne fut pas enlevée. La trompe gauche très adhérente dans toute son étendue au-dessus du ligament utéro-sacré était dure et noueuse, trois fois plus grosse que normalement et contenait dans son extrémité externe du liquide muco-purulent. Le repli péritonéal qui recouvre la trompe était si intimement adhérent aux tissus environnants que la trompe en fut entièrement arrachée. Une bride péritonéale fut liée et coupée. L'ovaire et le ligament infundibulo-pelvien adhérait au ligament large, de telle sorte qu'on éprouva de grandes difficultés à amener l'ovaire suffisamment en bas pour le lier. On plaça deux pinces hémostatiques sur les points qui donnaient du sang. La trompe et l'ovaire liés séparément, drainage pendant 40 heures. Tamponnement, soixante heures. Dans cette observation il nous eût été impossible d'enlever les tissus malades sans éventration et probablement une péritonite fatale. Telle qu'elle se présentait, cette opération présentait toutes les difficultés que peut offrir l'ovariotomie vaginale : un vagin étroit et vierge, un cul-de-sac oblitéré, des adhérences étendues, des hémorrhagies, une pelvi-péritonite chronique. Il fut cependant possible sans toucher aux viscères abdominaux de faire la ligature des organes malades et des adhérences en pleine lumière, d'arrêter les hémorrhagies avec des pinces hémostatiques et d'avoir une malade ne présentant après l'opération qu'un très léger état de shock ou réaction consécutive. La température resta aux environs de 99°,5 (37°,5) plusieurs jours après l'opération. Il n'y eut aucun symptôme alarmant et en six semaines la malade était debout. A ce moment cependant l'ancienne douleur ovarique reparut et un abcès se forma qui se développa peu à peu et finit par s'ouvrir à travers le vagin et le rectum, abcès dû probablement à l'infection septique d'un point de suture.

OBSERVATION XVI

Par H. T. BYFORD. Trad. et extraite de l'*Amer. Journ. of Obst.*

Prolapsus de l'ovaire.

Mᵐᵉ C. E. T..., de Maquoketa, Iowa; 28 ans. Mariée depuis 8 ans. Deux enfants, l'un de quatre, l'autre de sept ans. La maladie date de la naissance du premier enfant. Ne peut rester longtemps debout ni s'acquitter de ses devoirs domestiques. Jamais améliorée par le traitement. Rétroversion. Prolapsus de l'ovaire droit et de la trompe dans le cul-de-sac de Douglas. Le redressement de l'utérus n'amène pas celui de l'ovaire et de la trompe.

Opération. — Ablation de l'ovaire droit et de la trompe, le 18 octobre 1887, à Woman's hospital, assisté des Drs Hoag, Barlow, Weston, Tyler et Brown. La plaie vaginale est suturée avec du catgut phéniqué, un tube à drainage placé et l'utérus maintenu en antéversion par un tampon.

Le drain est enlevé au bout de 24 heures. Après deux jours et demi la température atteignait 100°,4 (38°), la plus élevée qu'il y eut et retomba quand on eut enlevé le tampon. Celui-ci n'était pas traversé. La malade retourna chez elle cinq semaines après, l'utérus remis en position normale. Il m'a été récemment rapporté qu'elle était très satisfaite du résultat opératoire. Son poids précédemment de 95 livres est actuellement de 108.

OBSERVATION XVII

Par H. T. BYFORD. Trad. et extr. de l'*Americ Journ. of Obstet.*

Ovaire kystique.

Mme J..., de Chicago, envoyée par le Dr Barlow ; 42 ans. Veuve. Un enfant âgé de 16 ans. Souffre depuis lors de douleurs dans le petit bassin. A subi il y a deux ans et demi l'opération de Sims-Emmet pour une cystocèle et l'opération périnéale d'Emmet, ces deux opérations ont été suivies de succès. Impotence chronique. Insomnie. Poussées fréquentes de paramétrite. Traitement local continu depuis plusieurs années, mais sans grand résultat. Rétroversion irréductible. Augmentation de volume de l'ovaire droit.

Opération à Woman's Hospital le 11 janvier 1888, assisté des Drs Barlow, Brown et Gallovay. Comme l'ouverture du vagin était trop étroite pour permettre l'usage du rétracteur périnéal, on y substitue un petit rétracteur latéral. Le peu de profondeur du cul-de-sac oblige l'incision à ne porter que sur une portion longitudinale du vagin et transversale du péritoine avec entre les deux beaucoup de tissu cellulaire. Pas d'autre difficulté. Pas d'adhérences. L'ovaire droit renferme un kyste contenant environ deux drachmes (8 gr.) de liquide. L'obstacle au remplacement en position normale de l'utérus provient d'une paramétrite s'étendant à la face postérieure du ligament large et à la lèvre supérieure du ligament utéro-sacré. Drainage pendant 30 heures. Tamponnement deux jours 1/2. Vessie de glace laissée à demeure jusqu'après l'enlèvement du tampon. Le col est tamponné en bas dans le bassin de façon à amener l'utérus à peu près dans l'axe du détroit supérieur, où il demeure jusqu'à présent. La guérison se maintient jusqu'à aujourd'hui, la température oscillant de 99° à 99°,8 (37°,2 à 37°,6) pendant les premiers jours. La prédiction de son médecin, qui lui avait dit qu'une nouvelle poussée de paramétrite suivrait l'opération, ne s'est pas réalisée.

Observation XVIII

Par H. T. BYFORD. Trad. et extr. de l'*Amer. Journ. of Obstet.*

Prolapsus d'un ovaire kystique.

M⁻ᵉ H... Envoyée par le Dʳ Foulks; 22 ans. Mariée depuis 3 ans et 8 mois. Un enfant de 2 ans et demi. La maladie remonte à la naissance de l'enfant. Non guérie par un traitement local longtemps poursuivi. L'ovaire droit est de la grosseur d'un petit œuf de poule prolabé et kystique. Ablation à St-Luke's Hospital, le 6 février 1888, assisté des Dʳˢ Foulks, Barlow et Hayman. L'ovaire gauche normal n'était pas altéré. Utérus tantôt rétroversé, tantôt en position normale. Drainage pendant 24 heures. Tamponnement, 18 heures. Guérison sans réaction appréciable. L'utérus demeure en position normale.

OBSERVATION XIX

Par H. T. BYFORD. Trad. et extr. de l'*Amer. Journ. of Obstet.*

Salpingite. — Ovaire kystique prolabé.

Mᵐᵉ J. E. D..., de Central Park, envoyée par le Dʳ Milnamon. Âgée de 26 ans. Pas d'enfant, une fausse couche. Incapable de se livrer aux soins du ménage. Rétroversion. L'ovaire droit et la trompe augmentés de volume et prolabés. La trompe gauche contient 4 onces (122 gr.) d'un liquide séreux, l'ovaire droit une demi-once (15 gr.). Tous deux adhèrent légèrement aux tissus environnants. L'entrée du vagin est étroite et très rigide. La trompe gauche et l'ovaire sont amenés en bas à l'ouverture de l'incision avec une de mes pinces hémostatiques légères et vidés avec un petit trocart. La masse vidée est amenée dans le vagin, le pédicule très épais est lié en trois parties et sectionné. Drainage pendant 30 heures, tamponnement pendant 48 heures. La guérison est en bonne voie. Utérus en position normale. L'opération a été faite chez la malade le 16 février 1888, assisté des Dʳˢ Milnamon, H. P. Newman, Otto Miller et deux nourrices.

OBSERVATION XX

Par S. GREIG SMITH. Extr. et traduite de *the Lancet* de Londres, 1883.

Dysménorrhée. — Extirpation d'un ovaire prolabé par la voie vaginale.

M. B., âgée de 18 ans, domestique, commença à être réglée à 13 ans. Depuis les cinq ans qu'elle est réglée ses époques furent toujours douloureuses. Dans ces derniers temps les douleurs ont augmenté. Pendant la période menstruelle dont la durée était de 8 à 10 jours, elle était incapable de tout travail, même dans les intervalles qui ne se prolongeaient pas plus de 15 jours, elle ressentait continuellement une douleur dans le dos. Pendant ces cinq années leucorrhée constante. La défécation pendant ces six derniers mois est devenue tellement douloureuse qu'elle provoque parfois des défaillances. Envies fréquentes d'uriner. La malade a été soumise à divers traitements avant d'entrer à l'hôpital de Bristol. C'était une jeune fille calme, de bon sens, phlegmatique et nullement hystérique. Dans ses antécédents on ne trouve qu'une chute du haut d'une échelle faite vers l'âge de 12 ans environ.

Je pratiquai l'examen; pendant que l'utérus était fermé par en bas, l'index fut introduit dans le vagin et le médius dans le rectum; je découvris ainsi ce que je crus être l'ovaire droit en prolapsus et adhérent au cul-de-sac de Douglas. Il était excessivement sensible à la compression entre les deux doigts. Si on le tirait par en bas, le ligament de l'ovaire se tendait et devenait parfaitement perceptible. Ce renflement, lorsqu'on le repoussait par en haut, entraînait avec lui le vagin et le rectum et revenait à sa place aussitôt qu'on l'abandonnait à lui-même. Je sentis vaguement l'ovaire gauche dans sa position normale; celui-ci n'était pas sensible à la pression. Un traitement palliatif fut essayé pendant deux mois. L'utérus en rétroversion fut maintenu en bonne position par un pessaire, les selles furent régularisées par les apéritifs chalybés, des douches d'eau chaude et des saignées locales furent administrées, le tout sans bénéfice.

Le 22 mai 1883, je pris la résolution de tenter l'extirpation de l'ovaire par le vagin. La voie vaginale fut choisie parce que je croyais les adhérences tellement fortes et la situation de l'ovaire si profonde que selon toute apparence il ne serait pas possible d'arriver à bout de l'opération par la voie abdominale. Le principal accident après la castration proviendra probablement de l'hémorrhagie ; si celle-ci devient inquiétante je pense en venir à bout par une compression temporaire avec une longue pince à mors plats, une branche introduite dans le rectum et l'autre apposée sur la surface saignante. Le vagin fut préparé par des injections faites chaque jour avec une solution phéniquée à 5 0/0.

Il fut saupoudré d'iodoforme pendant les cinq jours qui précédèrent l'opération.

Immédiatement avant celle-ci, la totalité des organes génitaux externes, aussi bien que l'intérieur du vagin, furent entièrement purifiés à l'aide de lavages phéniqués.

L'utérus fut attiré en bas et en avant à l'aide d'une pince à griffes fixée dans sa lèvre postérieure ; la muqueuse puis le tissu conjonctif furent incisés derrière le col. Une pince sinus de Lister fut alors poussée à travers le péritoine et les lames de celui-ci divisées. A travers l'ouverture ainsi faite l'index fut introduit dans la cavité abdominale et l'ovaire trouvé dans la position décrite. Avec l'ongle du doigt les adhérences furent doucement détruites de haut en bas. Une fois ce travail accompli le médius fut également introduit dans l'abdomen et l'ovaire sain entre les deux doigts fut amené dans le vagin. Là il fut saisi avec une pince, et facilement enlevé de ses attaches, après, toutefois, que celles-ci eurent été liées avec deux fils de catgut. Aucun point de suture ne fut appliqué pour fermer la plaie et le vagin fut garni de gaze iodoformée.

Le reste de l'histoire de ce cas est sans intérêt. La gaze fut changée chaque jour pendant une semaine ; le vagin et la vulve soigneusement lavés avec la solution phéniquée à chaque pansement. Le septième jour une selle est obtenue avec l'huile de ricin. C'est la première fois, dit-elle, que la défécation s'accomplit sans douleurs depuis nombre d'années.

Le dixième jour un léger écoulement de sang de provenance utérine se produisit, mais ne dura que vingt-quatre heures. Une véritable période menstruelle de trois jours de durée, survint dix semaines après l'opération et fut complètement indolore. Les progrès de la convalescence ne donnèrent jamais lieu à aucune crainte. Elle quitta l'hôpital, promettant de revenir au moindre retour de ces anciennes douleurs. Elle revint une fois en août ; sa vigueur avait augmenté et jamais plus elle n'avait souffert. Depuis lors elle n'a pas reparu, ce qui me permet de conclure qu'elle va bien maintenant.

OBSERVATION XXI (RÉSUMÉE)

Par M. BOUILLY, chirurgien de la Maternité. In Thèse VALLIN, 1887.

Prolapsus de l'ovaire droit. — Castration unilatérale.

24 mai. M⁻ X..., âgée de 19 ans environ, adressée par le Dr G. Jeune femme bien constituée; les premiers rapports remontent à deux ans, fausse couche à 4 mois, il y a un an. Depuis lors douleurs dans le ventre surtout du côté droit, règles irrégulières ne reviennent que tous les 2 ou 3 mois : actuellement elles ont apparu pour la dernière fois le 26 mars dernier, ont manqué en avril et ne s'annoncent pas pour ce mois.

Douleurs de ventre persistantes, aggravées par la station debout et ne se calmant qu'après un repos complet au lit. Coït le plus souvent douloureux.

Le toucher vaginal indique un col légèrement entr'ouvert : ni leucorrhée ni métrorrhagie. Utérus non douloureux en antéversion. Dans le cul-de-sac latéral droit, grosseur lisse, irrégulière, séparée de l'utérus par un petit sillon, occupant en même temps la partie droite du cul-de-sac postérieur, et fixée en ces points.

La pression de cette tumeur détermine une vive douleur, avec sensation particulière de malaise et de tendance syncopale.

Le toucher rectal fait sentir sur la ligne médiane, le corps de l'utérus, à droite de celui-ci une tumeur peu volumineuse, dont la pression détermine la même sensation que par le toucher vaginal. Je pense qu'il s'agit d'un ovaire malade, hypertrophique, tombé dans le cul-de-sac de Douglas.

La malade a été inutilement soignée pendant longtemps, je conseille, la possibilité d'une grossesse étant admise, l'abstention de toute intervention.

La malade entra dans mon service à la fin de juin. Elle a eu ses règles le 20 avec des douleurs extrêmement vives. La douleur du ventre est tellement violente que la station debout est devenue insupportable.

25 juin. A son entrée, la malade a un bon état général. La douleur est légère au repos, devient syncopale après une station debout ou une marche prolongée. Défécation douloureuse. Faible degré d'hystérie.

Nouvel examen. Je persiste à croire qu'il y a un prolapsus de l'ovaire droit dans le cul-de-sac de Douglas et que depuis peu de temps l'ovaire gauche est également prolabé ; mais je pense que cet ovaire est adhérent en ce point, qu'il est entouré de fausses membranes, d'où la perte de mobilité et la forme irrégulière de cet ovaire gauche.

A la fin de juillet, l'état général est moins bon, les douleurs plus vives existent même au lit ; défécation douloureuse, nausées ; la malade pâlit et s'anémie.

Je suis décidé à lui faire une opération qu'elle réclame à grands cris et qui ne sera autre que l'ablation des ovaires ectopiés.

3 août. Opération avec l'aide de M⁻ Henry, sage-femme en chef de la Maternité, MM. Berthod et Vallin, internes du service, D⁻ Duhamel et Morel-Lavallée.

L'anesthésie est un peu difficile, la malade est agitée, crie et se débat. La malade endormie dans son lit, est apportée salle Danyau. Large irrigation du vagin au sublimé au 2/1000. Le col est saisi avec une pince de Museux et abaissé non loin de la vulve. La paroi vaginale postérieure est abaissée avec la grande valve de Sims, la malade étant dans le décubitus dorsal.

Incision du vagin sur le col dans la moitié postérieure du col ; cette incision donne peu de sang, et il n'y a pas de jet. Isolement du vagin et du col avec le doigt, rapidement fait, le cul-de-sac péritonéal apparaît avec sa couleur bleuâtre ; il est ouvert d'un coup de ciseaux et l'ouverture est agrandie avec les ciseaux et les doigts. Dès le premier coup de ciseaux donné dans le cul de-sac postérieur, on voit apparaître et faire hernie entre les lèvres de l'incision péritonéale, un morceau d'épiploon sain, et cette hernie augmente dès que la déchirure péritonéale est plus grande. Irrigation. Cet épiploon, dans la plaie, gêne pour la recherche de l'ovaire droit, qu'il est difficile de sentir à nu ; l'index gauche recourbé sent l'ovaire et tend à l'accrocher, mais celui-ci fuit et glisse comme un morceau de savon : on peut l'amener jusqu'au niveau de la section vaginale, mais on ne peut le faire descendre plus bas. Après plusieurs tentatives assez multipliées, j'applique à nouveau le spéculum de Sims, et par la brèche vagino-péritonéale, j'aperçois une masse épiploïque assez volumineuse et l'ovaire avec sa surface nacrée et brillante. L'ovaire est alors saisi avec une pince à mors plats, non tranchants, circulaires, munis d'une rainure et attiré lentement à l'extérieur. On voit alors ce qui le retenait et l'empêchait de descendre, une adhérence de l'épiploon à la partie supérieure de l'ovaire dans l'étendue d'environ 1 cent. 1/2. Cette adhérence faible et peu résistante est détachée avec l'ongle, et l'épiploon détaché est repoussé dans la partie supérieure du vagin et rentre dans l'abdomen. A ce moment il est possible d'attirer complètement l'ovaire à la vulve et une grosse pince à pression continue est appliquée sur le hile de l'ovaire et en dehors de la trompe qui a été attirée à l'extérieur en même temps que l'ovaire.

Mais pendant ce temps il s'écoule une grande quantité de sang qui vient de la partie supérieure et gauche, et que je crois fournie par l'épiploon détaché et déchiré de ses adhérences ovariennes. Des éponges montées étanchent le sang et sont maintenues en place, une injection de sublimé à 50° est poussée dans la profondeur. L'hémostase paraît définitive. Du reste, la quantité de sang perdue a été minime et n'a jamais donné de préoccupation.

Le pédicule de l'ovaire à enlever, est alors constitué ; il est formé du ligament large au niveau du hile de l'ovaire et des 2/3 internes de la trompe. Un gros fil de soie double est passé à l'aide de l'aiguille mousse pour lier le pédicule en deux parties, le fil est fortement serré. 4 nœuds. Le pédicule est alors réséqué en dehors de la pince (il ne s'écoule pas une goutte de sang) et repoussé dans l'abdomen. Dernière toilette et irrigation. Après l'ablation de l'ovaire droit, mon doigt introduit profondément et à gauche va à la recherche de l'ovaire gauche pour en pratiquer aussi l'extirpation. Mais il est bientôt facile de se rendre compte, qu'il n'y a pas prolapsus de l'ovaire gauche et que celui-ci est en place ; la masse sentie par le toucher vaginal dans le cul-de-sac gauche en arrière n'était autre que l'épiploon accumulé dans ce point et maintenu par son adhérence avec l'ovaire droit. Aussi la recherche de l'ovaire gauche est rapidement abandonnée. Le col débarrassé de la pince de Museux remonte à sa place ; l'incision vaginale se cache dans les plis du vagin et il serait impossible de supposer que la paroi vaginale postéro-supérieure vient d'être le siège d'une opération.

Tout le vagin est tamponné avec la gaze iodoformée. Vaseline et poudre d'iodoforme à l'entrée de la vulve.

La malade, qui a pris une assez grande quantité de chloroforme, est pâle et un peu syncopée à la fin de l'opération. Celle-ci a à peine duré 5 minutes.

La malade, complètement réveillée, n'accuse qu'une faible douleur dans le ventre, 3/4 d'heure après la fin de l'opération. Elle a repris bon aspect ; elle n'a que deux ou trois nausées chloroformiques avec rejet de quelques mucosités.

A 2 heures de l'après-midi elle pâlit d'une façon évidente et perd par la vulve une quantité de sang pâle, décoloré, mêlé de sérosité péritonéale assez considérable pour faire de larges taches sur une alèze. M⁻ᵉ Henry, inquiète, croyant à une hémorrhagie, me fait mander.

Je vois la malade à 5 heures ; elle est plus pâle que le matin, mais d'une pâleur qui n'a rien d'inquiétant. La malade se trouve bien et demande à manger. Elle accuse de son hémorrhagie quelques grands mouvements inconscients, nerveux, qu'elle a eus en effet vers 1 heure, au moment d'une nausée.

Le pouls est bon et suffisamment fort à 76. Le peau est chaude, les pupilles ne sont pas dilatées ; température 36°,7. Il me paraît évident qu'il s'est produit une certaine hémorrhagie

interne et externe assez abondante pour avoir exagéré la pâleur
de la malade, mais actuellement arrêtée. Il ne s'écoule pas une
goutte de sang par la vulve.

La malade quitte la maternité le 2 septembre. L'état général
était excellent. Les suites de l'opération avaient été des plus
simples. Malgré une légère élévation de la température et l'é-
coulement d'une certaine quantité de sang très fétide et de caillots. Ces derniers phénomènes avaient disparu après des injections chaudes au sublimé toutes les deux heures.

Revue dans les derniers jours de décembre 1886, la malade
était radicalement guérie.

OBSERVATION XXII (INÉDITE)

Communiquée par M. PICQUÉ, chirurgien des hôpitaux.

*Pyosalpingite double. — Phénomènes douloureux. — Métror-
rhagies abondantes. — Double castration. — Guérison.*

Angèle R., âgée de 25 ans, couturière, entre dans mon service de l'hôpital Pascal-Lourcine où je remplaçais M. le
D' Pozzi, le 8 octobre 1888.

Antécédents. — Cette malade a été réglée pour la première
fois à l'âge de 16 ans 1/2. Pendant plusieurs années les époques
sont venues à intervalles très irréguliers, mais depuis longtemps déjà la menstruation était régulière. Pas de maladie
grave antérieure. Il y a trois ans, dans le service de M. le professeur Richet, je lui ai pratiqué l'extirpation d'un kyste de la
glande de Bartholin. Il y a quatre ans, premier accouchement ;
à la suite de cette couche, la malade est restée un mois au lit,
avec de la fièvre et des douleurs abdominales. Application de
vésicatoires à l'hypogastre. Au bout d'un mois 1/2, une hémorrhagie s'est produite qui a duré 7 semaines. Depuis cette
époque, la menstruation a perdu sa régularité : chaque mois il
y a une perte qui dure 15 jours ou 3 semaines. De plus il existe
des phénomènes douloureux intenses qui précèdent l'appari-

tion de l'écoulement et la malade épuisée par les pertes accuse
des vertiges et des étourdissements.

Actuellement la malade se plaint d'éprouver des douleurs
dans la région hypogastrique au niveau des deux fosses iliaques. Ces douleurs sont intemittentes ; elles diminuent d'intensité par le repos au lit et s'exagèrent sous l'influence de la
marche et des fatigues de toutes sortes. Il existe également des
irradiations dans les aines, dans la région des reins. Leucorrhée
abondante. Ménorrhagie considérable.

Examen physique. — Il existe une douleur marquée à la pression sur la ligne médiane à l'hypogastre et sur les parties latérales. Pas de tumeur perceptible à la palpation. Le toucher
vaginal et l'examen au spéculum démontrent l'existence d'un
col volumineux mou avec déchirure latérale à gauche. Le palper bimanuel permet de constater que l'utérus lui-même est
assez volumineux, allongé et légèrement dévié à gauche. La
longueur, mesurée avec l'hystéromètre, est de 10 cent.

Dans le cul-de-sac, il existe une tumeur des deux côtés A
gauche cette tumeur est formée manifestement par la trompe.
Celle-ci est étendue transversalement de l'utérus vers les parois
du petit bassin, elle présente peu de flexuosités. On peut la sentir dans toute son étendue soit par le palper bimanuel, soit par
le toucher rectal. Son volume est celui du petit doigt. L'ovaire
est situé au-dessous et en arrière d'elle. Il est gros, lisse, douloureux. Le cul-de-sac correspondant n'est pas déprimé par
cette tumeur : on sent seulement à son niveau par un toucher
superficiel une légère induration.

La tumeur du côté droit est également formée par la trompe
dilatée. Elle paraît plus grosse que celle du côté gauche. Elle
semble aussi plus mobile, car un jour je pus par le toucher rectal, la sentir transversalement étendue derrière la face postérieure de l'utérus dans le cul-de-sac de Douglas, et le surlen-
demain je la sentais dans le cul-de-sac droit qu'elle occupe le
plus souvent, ainsi que l'ont démontré les examens ultérieurs.
Anorexie. Constipation habituelle. Pas de retentissement sur
la santé générale.

En m'appuyant sur la douleur, spontanée et à la pression, la rénittence de la tumeur et quelques particularités que je ferai valoir ailleurs, je diagnostiquai une pyosalpingite double compliquant une endométrite.

La malade fut opérée le 13 octobre 1838 par la voie vaginale. Avant l'opération, je procédai à une antisepsie minutieuse du vagin. Le col est saisi par sa lèvre postérieure à l'aide d'une pince de Museux et l'utérus abaissé jusqu'à la vulve. A l'aide du bistouri je pratiquai une incision en croissant dans toute l'étendue du cul-de-sac postérieur comme dans le 1er temps de l'hystérectomie vaginale. Une fois le péritoine incisé, les lèvres de l'ouverture péritonéale sont fixées à l'aide d'un fil à la tranche vaginale de façon à éviter tout décollement dans les recherches ultérieures et aussi pour assurer l'hémostase à ce moment. La pince de Museux est détachée, l'utérus reprend sa place, les écarteurs sont enlevés.

Dans ces conditions le doigt introduit dans le cul-de-sac de Douglas, arrive facilement sur la trompe, surtout quand on combine l'exploration directe avec le palper hypogastrique.

J'attirai de cette façon la trompe gauche après l'avoir détachée de ses adhérences avec les parois du bassin. A ce moment la pression de l'hypogastre est confiée à un aide.

La ligature du pédicule se fait très aisément ; un clamp est placé le plus haut possible pour le retenir à l'extérieur. Nœud de Lawson Tait. Section de la trompe.

Après avoir touché la surface de section avec la solution phéniquée forte et coupé les fils, il ne reste plus qu'à enlever la pince et à laisser le pédicule rentrer dans le péritoine.

Je procède de la même manière à la recherche de la trompe droite qui est plus élevée et adhérente dans toute son étendue. Dans ce cas l'incision est suffisante pour permettre l'accès de la main presque tout entière dans le cul-de-sac de Douglas. Les adhérences sont facilement séparées. La trompe attirée en dehors est traitée comme précédemment.

Le vagin est épongé, une lanière de gaze iodoformée est laissée entre les lèvres de l'incision.

D						6

Pas de lavage du péritoine, ni de suture vaginale.

Une seconde lanière est placée dans le vagin. Compression de l'abdomen à l'aide d'un bandage. Bandage en T sur la vulve.

Examen des pièces. Les parties enlevées se composent de la trompe gauche et de la droite avec leur ovaire.

La trompe gauche est de beaucoup la plus altérée ; elle offre le volume du petit doigt ; son calibre est augmenté dans toute son étendue, sauf au niveau de la partie interne. Sa partie libre correspondant au pavillon forme une petite poche. Les franges du pavillon sont conservées et soudées à leur base, fermant ainsi la poche du côté du péritoine. C'est là d'ailleurs la disposition habituelle.

La muqueuse dans la portion distendue est rouge, épaissie, recouverte d'un pus crémeux assez abondant. L'ovaire correspondant est fibreux à la coupe; il renferme plusieurs petits kystes.

La trompe droite est beaucoup moins volumineuse que la gauche. Elle présente une coloration uniformément rouge; son calibre est augmenté dans toute son étendue, y compris la portion interne, l'orifice utérin présente cependant son calibre normal. Les parois sont assez minces, molles, et reviennent rapidement sur elles-mêmes dès qu'on les a incisées. Les franges du pavillon sont libres, mais l'orifice péritonéal est oblitéré. La muqueuse de revêtement est rouge et recouverte de muco-pus. L'ovaire est plus petit qu'à gauche, mais il renferme de nombreux kystes remplis de liquide citrin.

Les suites de l'opération ont présenté une particularité remarquable. Elles furent tout d'abord très simples et la malade ne présenta aucune réaction inflammatoire. Vers le 10e jour environ, la température monta progressivement à 40e avec phénomènes généraux alarmants sans symptômes péritonéaux. L'examen dénonce l'existence d'une tumeur profondément située dans la fosse iliaque droite, très douloureuse à la pression. Pensant avec raison, qu'il existait au niveau de l'incision vaginale une collection purulente, je fis transporter la malade dans la salle d'opération.

Après l'avoir placée dans la position ordinaire (décubitus dorsal, cuisses relevées) j'explorai mon incision vaginale, que je trouvai oblitérée. Après avoir au préalable abaissé l'utérus, j'écartai ses lèvres avec une sonde cannelée, et n'eus aucun écoulement de pus. Prenant alors le gros trocart de Chassaignac, je m'engageai dans l'ancien trajet en me servant du bout arrondi du trocart. Celui-ci pénétra à une grande distance au-dessus de la tumeur et je crus un instant être dans la cavité péritonéale ; mais bientôt je me rendis compte que je n'étais pas sorti du trajet et que mon trocart se coiffait du cul-de-sac péritonéal en le refoulant en haut. Explorant alors les parties latérales du trajet, j'arrivai ainsi alors sur un point rénittent et n'eus pas de peine à donner issue à une quantité notable de pus. Je procédai alors à un lavage minutieux de cette cavité. La fièvre tomba le jour même et la malade guérit définitivement.

Un fait curieux doit être relaté en terminant. La menstruation cessa après l'opération ; six mois après les règles reparurent et je puis cependant affirmer que ma ligature a porté des deux côtés au voisinage de la corne utérine, les pièces en font foi. Je ne puis donner de ce fait aucune explication. Quoi qu'il en soit, les pertes de sang sont peu abondantes et régulières.

L'examen fait à ce moment démontre que l'utérus a conservé toute sa mobilité, il n'existe aucune indication de la cicatrice vaginale.

OBSERVATION XXIII (INÉDITE)
Communiquée par M. PICQUÉ, chirurgien des hôpitaux.

Dégénérescence kystique double des ovaires avec prolapsus. Métrorrhagies abondantes.—Phénomènes douloureux intenses. —Double castration vaginale. — Guérison.

Marguerite L..., entre le 6 septembre 1883 dans mon service de l'hôpital Pascal, salle Pascal.

Antécédents. — Cette malade fut réglée pour la 1re fois à

l'âge de 13 ans, depuis lors les époques ont apparu régulièrement et sans douleurs, leur durée était de 6 jours environ. La
malade a eu 5 enfants.

1" accouchement le 14 août 1875 : suites de couches norma-
les, la menstruation s'est rétablie au 11° mois.

2° accouchement, 26 mars 1877. Couches difficiles, fièvre, douleurs abdominales, c'est à cette époque que la malade fait remonter l'origine de sa maladie. Pas d'allaitement. Retour des
règles au bout de dix semaines.

3° accouchement, septembre 1879. Au dire de la malade cette
couche aurait amélioré son état, mais les douleurs abdominales
ont persisté.

4° accouchement, novembre 1882. Suites de couches norma-
les. Pas de modification dans l'état général.

5° accouchement, novembre 1884. Peu d'accidents.

Tous les enfants sont venus à terme, mais tous sont morts
au bout d'un certain temps.

Depuis ses dernières couches, la malade quoique faible ne
sentait aucun changement notable dans son état général, lorsqu'il y a 16 mois, en mai 1887, sans motif, avant son époque
menstruelle, la malade fut prise de douleurs vives qui ont persisté au moment des règles. La malade n'a pas pris le lit, elle
travaillait tout en prenant tous les ménagements possibles.

M. le docteur Leriche, un des mes anciens élèves de l'Hôtel-
Dieu, fut à ce moment consulté par la malade et lui appliqua
des tampons qui procurèrent un certain soulagement. Mais
depuis l'année 1888 l'état de la malade s'est aggravé ; tout travail est devenu impossible, les forces ont notablement diminué,
il existe des métrorrhagies abondantes qui apparaissent tous
les 15 jours. Douleurs abdominales et lombaires assez intenses
et continuelles.

C'est dans ces conditions que le D' Leriche me l'adressa.

A l'examen, le ventre est souple, la palpation ne permet de
reconnaître aucune tumeur. Par le toucher vaginal on constate
que l'utérus est normal, il n'existe aucune ulcération sur le col.

Sur la face latérale droite, on sent une saillie bien mobile, disparaissant à la pression et qui n'est autre chose que l'ovaire.

En déprimant notablement le cul-de-sac correspondant, on arrive à contourner nettement l'ovaire et à sentir au-dessus de lui la trompe qui semble normale comme volume à sa partie interne, mais dont on apprécie nettement la dilatation au niveau du pavillon.

Du côté gauche on sent dans le cul-de-sac l'ovaire augmenté de volume et douloureux à la pression, la trompe qu'on sent également au-dessus de lui est semblable à la première.

La santé générale est assez bonne. Il y a de l'inappétence et un certain degré de constipation.

En présence de l'intensité des douleurs qui ne semblent pas, chez notre malade, être sous la dépendance d'une endométrite, je propose la double castration qui est acceptée par la malade, et me décide à lui pratiquer cette opération par la voie vaginale, le vagin présentant chez elle un grand degré de distension.

Opération. Antisepsie vaginale avant l'opération, abaissement de l'utérus à la vulve, incision du cul-de-sac postérieur dans toute son étendue. Le péritoine est facilement abordé. Une ligature en soie est posée de façon à réunir la tranche vaginale à la lèvre correspondante de l'incision péritonéale. Avec deux doigts introduits dans l'orifice on atteint facilement l'ovaire gauche qui est attiré à l'extérieur, saisi avec une longue pince courbe faisant office de clamp et lié avec la trompe par une ligature double en soie.

Le pédicule est touché au thermo-cautère, les fils sont coupés. Je procède de même à droite, de ce côté l'ovaire présente quelques adhérences assez résistantes et difficiles à détacher. L'intestin n'est pas aperçu pendant tout le cours de l'opération ; le cul-de-sac est laissé ouvert et non suturé. Une lanière de gaze iodoformée est placée entre les lèvres de la plaie. Une seconde lanière est maintenue dans le vagin.

L'opération a duré 35 minutes.

B.   6.

Les suites ont été très bénignes. Le lendemain la bande de gaze iodoformée placée dans le vagin est retirée, elle est légèrement imbibée de sang.

Le deuxième jour la lanière péritonéale est également retirée. État général excellent. La guérison est complète au 8ᵉ jour.

L'examen de la pièce montre une dégénérescence kystique double de l'ovaire. Les trompes sont peu altérées et ne présentent que les altérations de la salpingite catarrhale.

J'ai revu la malade deux mois après l'opération. Les douleurs ont complètement disparu. Les métrorrhagies ont cessé, l'état général est meilleur. L'utérus est mobile et on ne trouve aucune induration dans le cul-de-sac postérieur.

Observation XXIV (inédite)
Communiquée par M. Picqué, chirurgien des hôpitaux.

Pyo-salpingo-ovarite très marquée à gauche. — Douleurs vives. Castration double. — Guérison.

Victoria B., 26 ans, domestique, entre le 10 juillet 1888 dans mon service de l'hôpital Pascal.

Antécédents. — Réglée à 13 ans, depuis cette époque la menstruation s'est faite régulièrement. Il y a 5 ans elle accuse des pertes blanches abondantes avec sensation de cuisson et douleurs en urinant. Ces pertes ont duré quelques mois puis ont beaucoup diminué.

Il y a trois ans, la malade fait une fausse couche de 4 mois qui n'avait été précédée d'aucun symptôme particulier. Elle s'alita pendant 5 jours puis reprit son travail. Mais au bout de 4 jours elle fut obligée de l'interrompre.

Les douleurs éprouvées par la malade étaient considérables. Elle se décida à entrer dans le service de M. le professeur Potain à la Charité et y resta 6 semaines. Depuis elle a continué à souffrir dans le ventre et dans la région lombaire. Il n'existait aucun trouble de la menstruation.

État actuel. — La malade se plaint de douleurs siégeant dans les deux fosses iliaques, mais surtout à droite. Au toucher, on sent l'utérus mobile, le col est normal. A droite et par le toucher bimanuel, on sent une tumeur douloureuse à surface bombée, s'insérant à l'angle supérieur de l'utérus ; au-dessous de cette tumeur l'ovaire plus gros qu'à l'état normal, lisse et douloureux.

A gauche, la trompe semble normale, quoiqu'un peu douloureuse à la pression. L'ovaire ne présente rien de particulier. Le toucher rectal ne fait rien percevoir d'anormal.

En présence des douleurs persistantes ressenties par la malade, et qui ont résisté au séjour prolongé au lit et au traitement institué à la Charité, je propose à cette malade, qui l'accepte avec empressement, la castration double.

L'opération fut faite par la voie vaginale, et selon le procédé qu'applique M. Bouilly dans un cas relaté dans la thèse de Vallin. J'ai depuis abandonné ce procédé comme n'offrant pas une voie suffisante et exposant trop aux hémorrhagies. Incision dans le cul-de-sac latéral en L renversé, se prolongeant dans le cul-de-sac postérieur. Le péritoine fut facilement ouvert ; écoulement sanguin assez abondant, nécessitant l'application de quelques ligatures au catgut. Introduction du doigt dans la cavité péritonéale, recherche difficile de l'ovaire et de la trompe qui se déplacent facilement. Je n'y arrive qu'en combinant le toucher direct avec le palper hypogastrique. La trompe et l'ovaire sont attirés au dehors et liés comme à l'habitude. N'ayant pas eu recours à la pince courbe comme dans les cas ultérieurs, cette ligature présente quelques difficultés. Pour l'ovaire du côté opposé, il a été nécessaire d'agrandir l'incision, c'est-à-dire de la prolonger dans presque toute l'étendue du cul-de-sac postérieur.

La section et la ligature ont été faites comme précédemment.

Pas de suture du cul-de-sac. Dans cette observation je n'ai pas eu recours au drainage du cul-de-sac de Douglas comme dans mes deux autres cas. J'ai dû y recourir dans les jours qui ont suivi :

Les suites opératoires ont d'ailleurs été très simples, la malade était guérie au 15e jour.

Examen de la pièce. A droite la trompe est très épaissie, son tissu crie à la coupe ; les franges du pavillon adhèrent à l'ovaire. La muqueuse est rouge, papillomateuse ; son contenu est muco-purulent. L'ovaire ne présente aucune lésion bien caractérisée : il n'y a pas d'augmentation de volume.

A gauche les lésions de la trompe sont à peu près semblables quoique moins accusées.

Nous avons revu la malade au mois d'avril 1889 ; les douleurs ont entièrement disparu.

CONCLUSIONS

I. — Si la laparotomie est l'opération de choix pour les grosses tumeurs de l'ovaire et pour les tumeurs adhérentes quel que soit leur volume, l'incision vaginale peut être indiquée dans les cas de petites tumeurs.

II. — Mais il faut, en outre, que ces tumeurs petites, soient mobiles et peu adhérentes, et qu'en même temps l'utérus lui-même soit mobile et facilement abaissable, qu'enfin le vagin soit large ou dilatable. Conditions indispensables pour permettre les manœuvres opératoires.

III. — Les tumeurs qui offrent ces caractères sont surtout les petits kystes de l'ovaire, la salpingo-ovarite de petit volume, et le prolapsus de l'ovaire.

IV. — Envisagée de cette manière, l'ablation par l'incision vaginale devient aussi facile à exécuter et tout aussi sûre que la laparotomie, au double point de vue des hémorrhagies et de l'antisepsie.

V. — Elle devient, dans ces cas, préférable à l'ablation par la voie abdominale, puisqu'elle supprime l'incision abdominale, avec ses inconvénients possibles.

———————

INDEX BIBLIOGRAPHIQUE

W. H. Baker. — Vaginal Ovariotomy. *New-York med. Journ.* March., 1882.

R. Battey. — Summary of the result of fifteen cases os Battey's operation. *British med. Journ.*, avril, 1880.

Brailhwaite. — In *The Lancet.* London, 1888.

H. T. Byford. — Removal of the uterine appendages and small ovarian tumors by vaginal section. *American Journ. of Obstetrics*, avril 1888.

Chadwick. — Éventration après laparotomie. *Amer. Journ. of Obstetrics*, oct. 1887.

Clifton Wing. — *Boston Med. and Surg. Journ.*, 1876 et *Amer. Gynæc. Society*, 1877.

R. Davis. — *Boston Med. and Surg. Journ.*, 1876.

Emmet. — *Pratique des maladies des femmes*, trad. Ollivier.

Engelmann. — Difficultés de l'opération de Battey. *Americ. Journ. Obstetrics*, july 1873.

Gusserow. — *Arch. fur gynæc.*, XXXIII, I.

Gaillard Thomas. — *Maladies des femmes.*

Gilmore. — *New-Orleans Med. and Surg. Journ.*, nov. 1873.

Goodell. — In *Arch. de Tocologie*, trad. de Soyre.

Granville Bantock. — *British Med. and Surg. Journ.*, 1878.

S. Greig. Smith. — Removal of uterine appendages. *Bristol Med. and Surg. Journ.*, 1886.

Halliday Croom. — Discours sur l'ablation des annexes. *Edimburg Med. Journ.*, janv. 1887.

Hart et Barbour. — *Manuel de gynécologie*, trad. Crouzal.

Hegar et Kaltenbach. — *Gynécologie opératoire*, trad. Bar.

Hermann. — Suppurations et évacuation des kystes dermoïdes du bassin. *Society obstetric. of London*, nov. 1885.

Kœberlé. — Art. Ovariotomie. *Dict. de méd. et de chirurg. pratiques.*

Lawson Tait. — *Traité des maladies des ovaires.*

Le Bec. — Des suites éloignées de l'ovariotomie. *Arch. de Tocologie*, 1882.

Le Fort. — *Manuel de médecine opératoire*, 1889.

A. Martin. — *Traité des maladies des femmes*, p. 634.

Michael. — Hernie ventrale. *Amer. Surg. Assoc.*, 1887.

Parkes. — Specimen of Battey's operation. *Journ. Amer. med. Assoc. Chicago*, 1886.

Picqué. — Hernie étranglée consécutive à la laparotomie. *Gazette médicale*, 1887.

Pinard. — Art. Grossesse extra-utérine. *Dict. encyclop. des sciences méd.*

Reynier. — *Hernie ventrale.* Th., Paris, 1876.

M. Sims. — Battey's operation. *British med. Journ.*, déc. 1887.

Sims. — Ventral hernia following laparotomy. *Americ. Journ. of Obstet.*, 1886.

Spencer Wills. — *Tumeurs des ovaires et de l'utérus*, p. 426.

R. S. Sutton. — Technique de gynécologie chirurgicale. *Amer. Journ. of Obstet.*, juin 1888.

Terrillon. — Ablation des ovaires. *Progrès méd.*, mars 1888.

Terrillon. — *Compte rendu de l'académie de méd.*, 29 mai 1889.

Vallin. — *Situation et prolapsus des ovaires.* Th., Paris, 1887.

Wertheimer. — *Éventration consécutive à la laparotomie.* Th., Paris, 1883.

W. G. Willie. — Hernie ventrale suite de laparotomie. *Amer. Journ. of Obstet.*, janv. 1887.

IMPRIMERIE LEMALE ET Cⁱᵉ, HAVRE

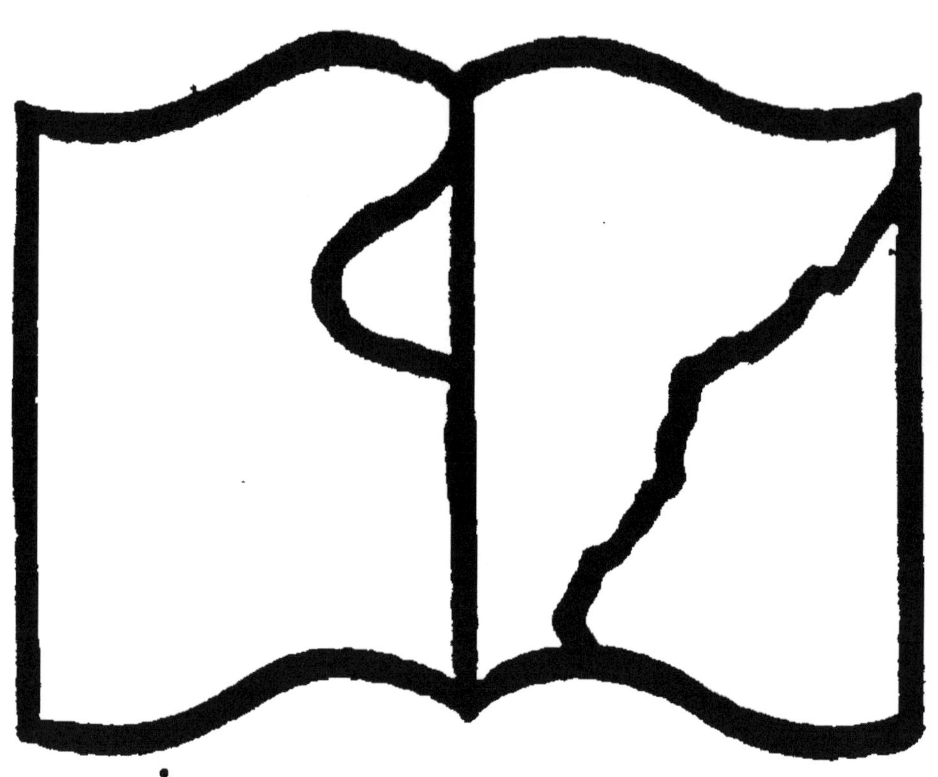

Texte détérioré — reliure défectueuse

NF Z 43-120-11

9 782016 156599